できる！
傾向スコア分析
SPSS・Stata・R
を用いた
必勝マニュアル

康永 秀生
笹渕 裕介
道端 伸明
山名 隼人 著

金原出版株式会社

序文

　傾向スコア分析（propensity score analysis）は，臨床研究や疫学研究に用いられる応用的な統計手法の一つである．本手法を用いた論文は激増しており，ここ17年間に100倍以上に膨れ上がっている．それほど傾向スコア分析は脚光を浴びている統計手法である．

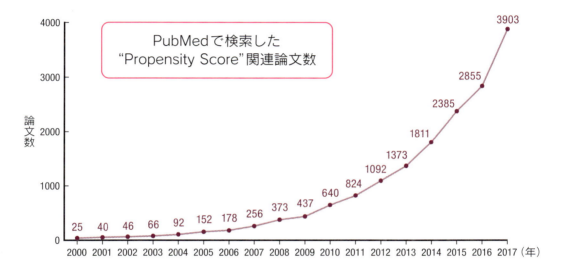

　傾向スコア分析は「観察データを用いて擬似ランダム化を行い，ランダム化比較試験に準じる結果を得られる」という点で画期的な手法である．トップクラスのジャーナルでは，観察研究で治療の効果比較を行う場合，この手法をやって当たり前，というほどに一般化しつつある．

　本書を手に取っていただいた読者のなかには，傾向スコア分析という言葉を聞いたことはあるが，どんな方法かよくわからないという方も多いだろう．あるいは，傾向スコア分析を活用している論文を読んで，自分もやってみたくなったが，具体的にどうすればいいのかわからない，という方も少なくないだろう．

　多くの研究者が傾向スコア分析を使いたいと考えているにもかかわらず，傾向スコア分析の基本的な理論や実践的な分析方法についてわかりやすく書かれた日本語の教科書はこれまで見当たらない．

　筆者らは2018年6月現在，傾向スコア分析を用いた論文をすでに約70本出版してきた．また，多くの研究者から傾向スコア分析についての相談を受け，個別にサポートしてきた．その経験に基づいて，統計学の初心者でも理解できるように，傾向スコア分析

の基礎理論と実践的なノウハウを本書にまとめ上げた。

　前書の「できる！ 臨床研究 最短攻略 50の鉄則」（金原出版，2017）では，1節を割いて傾向スコア分析の概略を記した。本書は傾向スコア分析に的を絞り，前書の内容を大幅に拡大して，傾向スコア分析に関する基礎理論のエッセンスと統計ソフトを用いた分析手順を，噛んで含めるようにわかりやすく解説している。本書があれば，統計の初学者であっても，傾向スコア分析を自由自在に操ることができるようになるだろう。

　傾向スコア分析は，観察データを用いた治療効果の比較分析において大きな問題となる「適応による交絡（confounding by indication）」を調整する統計手法の一つである。適応による交絡とは，患者の背景因子や医療施設の要因が，治療効果だけでなく，治療の割り当てにも影響を与えるバイアスである。

　適応による交絡を排除する最も良い方法が，ランダム化比較試験であることは言うまでもない。しかしランダム化比較試験は倫理的問題や巨額な費用がかかる点がネックとなり，多くの場合に実施困難である。次善の手段として，観察データを用いた傾向スコア分析を行うことにより，適応による交絡の影響をある程度まで克服できる。

　しかし，傾向スコア分析にも限界がある。特に問題となるのが「未測定交絡因子（unmeasured confounders）」の影響である。ところが最近，その限界が十分に理解されないまま，傾向スコア分析が誤用されるケースも増えているようである。

　傾向スコア分析の利用が広がるにつれて，臨床家の間では，傾向スコア分析に対する2種類の異なる「誤解」が広がっているように，筆者らは感じている。第1の誤解は，傾向スコア分析に対する過大な期待によるものである。ランダム化比較試験を行わなくても，傾向スコア分析によって代用できる，と考えられがちである。この種の誤解が，傾向スコア分析の誤用・乱用を生んでいる。

　近年は，傾向スコア分析の誤用の増加に対する批判論文も現れている。そのため一部の臨床研究者たちによって，傾向スコア分析そのものに懐疑的な目を向けられてしまうことがある。これが傾向スコア分析に対する第2の誤解である。

　傾向スコア分析は，正しく適用すれば，観察データにおける適応による交絡の影響を調整し，データから妥当な結論を導き出すことができる，強力な分析ツールである。しかし，しばしば傾向スコア分析を適用できない，あるいは適用する必要がないケースが存在する。

　近年は，ジャーナルの編集者も査読者も目が肥えており，傾向スコア分析の質そのものを問われる時代になっている。本書は，上記の2つの誤解を解き，臨床家が傾向スコア分析を正しく適用することができるように，統計家ではなく臨床家にわかる言葉で書かれたものである。

本書の構成は「I 理論編」と「II 実践編」に分かれる。「I 理論編」では，傾向スコアの概念と傾向スコア分析の方法と注意点について概説している。「II 実践編」では，SPSS，Stata，R という3種類の統計ソフトを用いた傾向スコア分析の実践的な手順について解説している。

SPSS，Stata，R それぞれの特徴や利点について，以下の表にまとめる。

	SPSS	Stata	R
普及度	高	低	低
インターフェース	主に GUI	CUI ＋ GUI	主に CUI
Help 機能	可	優	良
応用統計	可	優	優
価格	高	低	無料

SPSS は Graphical User Interface（GUI）というインターフェースを採用しており，ほとんどの操作をクリックのみで実現可能である。その利便性ゆえに臨床家の間でも支持されており，最も汎用されるソフトである。しかし，他のソフトと比較した SPSS の長所は，それだけである。

傾向スコア分析については Stata が最も優れている。Stata は，スクリプトを入力する Character User Interface（CUI）中心であるが，最新のバージョンでは GUI も充実している。何より Help 機能が充実しており，ユーザー・フレンドリーである点も SPSS に勝るとも劣らない。しかも SPSS よりもかなり低価格である。

R はプログラム言語であり，初心者にはかなりとっつきにくいが，RStudio という補助ツールを用いればかなり楽に操作できる。Stata と同様，最新の応用統計にも対応できる。R の最大の利点は，無料で利用できることである。

実践編はどの章から読み始めてもよいだろう。SPSS ユーザーは第3章，Stata ユーザーは第4章，R ユーザーは第5章から読み始めてもよい。

最後に，本書執筆中に常に細やかなご支援を頂いた金原出版編集者の山下眞人氏と須之内和也氏に厚く御礼を申し上げる。

2018年6月

康永秀生・笹渕裕介・道端伸明・山名隼人

目 次

I 理論編

第1章　傾向スコア分析とは 13

1．介入研究と観察研究 14
（1）介入と観察 14
（2）ランダム化比較試験と「タイムマシン試験」 14
（3）観察研究 18
（4）擬似ランダム化 21

2．傾向スコア分析の概念と実例 23
（1）傾向スコア分析の概念 23
（2）傾向スコア分析の実例 27

第2章　傾向スコア分析の方法と注意点 29

1．傾向スコア分析の方法 30
（1）傾向スコアの計算 30
（2）c統計量の計算 31
（3）傾向スコア・マッチング 31
（4）逆確率による重み付け 33
（5）傾向スコアによる調整 36

2．傾向スコア分析の限界 37
（1）c統計量が低すぎる場合 37
（2）c統計量が高すぎる場合 38
（3）未測定交絡因子の問題 39
（4）傾向スコア分析の正しい適用 42
＜発展学習：多重傾向スコア＞ 42

CONTENTS

II 実践編

第3章　SPSSを用いた傾向スコア分析 ······· 45

1．SPSSの概要 ······· 46
（1）SPSSとは ······· 46
（2）SPSSの操作画面 ······· 46

2．データの読み込みと確認 ······· 47
（1）サンプル・データセット ······· 47
（2）データの読み込み ······· 48
（3）データの確認 ······· 49

3．傾向スコアの計算 ······· 50
（1）ロジスティック回帰による傾向スコアの計算 ······· 50
（2）ROC曲線 ······· 52
（3）傾向スコアの分布の視覚化 ······· 54

4．傾向スコアによる調整 ······· 55
（1）ロジスティック回帰 ······· 55
（2）重回帰分析 ······· 58

5．逆確率による重み付け ······· 60
（1）重み付け係数の計算 ······· 60
（2）重み付け前後のバランスの確認 ······· 61
（3）治療効果の推定 ······· 62

6．傾向スコア・マッチング ······· 67
（1）マッチングの実行 ······· 68
（2）マッチング後のバランスの確認 ······· 74
（3）治療効果の推定 ······· 75

第4章　Stataを用いた傾向スコア分析 ……………………………… 77

1．Stataの概要 ………………………………………………………… 78
（1）Stataとは ……………………………………………………… 78
（2）Stataの操作画面 ……………………………………………… 78

2．データの読み込みと確認 ………………………………………… 80
（1）サンプル・データセット …………………………………… 80
（2）データの読み込み …………………………………………… 81
（3）データの確認 ………………………………………………… 82

3．傾向スコアの計算 ………………………………………………… 82
（1）ロジスティック回帰による傾向スコアの計算 …………… 82
（2）ROC曲線 ……………………………………………………… 83
（3）傾向スコアの分布の視覚化 ………………………………… 84

4．傾向スコアによる調整 …………………………………………… 84
（1）ロジスティック回帰 ………………………………………… 85
（2）重回帰分析 …………………………………………………… 86

5．逆確率による重み付け …………………………………………… 87
（1）重み付け係数の計算 ………………………………………… 87
（2）重み付け前後のバランスの確認 …………………………… 88
（3）治療効果の推定 ……………………………………………… 89
（4）teffectsを用いた逆確率による重み付け ………………… 91

6．傾向スコア・マッチング ………………………………………… 94
（1）マッチングの実行 …………………………………………… 94
（2）マッチング後のバランスの確認 …………………………… 96
（3）治療効果の推定 ……………………………………………… 97
（4）teffectsを用いた傾向スコア・マッチング ……………… 99

CONTENTS

第5章　Rを用いた傾向スコア分析 101

1．Rの概要 102
（1）Rとは 102
（2）RとRStudioのダウンロード 102
（3）RStudioの操作画面 102

2．データの読み込みと確認 106
（1）サンプル・データセット 106
（2）データの読み込み 107
（3）データの確認 108

3．傾向スコアの計算 109
（1）ロジスティック回帰による傾向スコアの計算 109
（2）ROC曲線 110
（3）傾向スコアの分布の視覚化 111

4．傾向スコアによる調整 113
（1）ロジスティック回帰 113
（2）重回帰分析 115

5．逆確率による重み付け 117
（1）重み付け係数の計算 117
（2）重み付け前後のバランスの確認 118
（3）治療効果の推定 120

6．傾向スコア・マッチング 122
（1）マッチングの実行 122
（2）マッチング後のバランスの確認 123
（3）治療効果の推定 125

本書のご利用にあたって

● サンプル・データセットのご利用について

「II 実践編」の第3章，第4章，第5章では，サンプル・データセットを使って傾向スコア分析の手順を解説しています。サンプル・データセット（ファイル名：PSbook_data.csv）は，下記 URL（小社ホームページ）からダウンロードしてご利用いただけます。なお，このサンプル・データセットは架空のある疾患で入院したとする15,000例のダミーデータであり，氏名や病歴を含むすべての内容は，実在する患者の情報ではありません。文字コードは Shift-JIS を用いて作成されております。ご自身のデータをご利用の際は，データの文字コードに合わせて読み込みを行ってください。

金原出版株式会社　読者サポートページ

https://ssl. kanehara-shuppan. co. jp/support-top/pscore/

● 免責事項など

1. 本書の制作にあたっては正確な記述に努めましたが，本書の内容やサンプル・データセットを利用することに基づく結果について，著者および金原出版株式会社は一切責任を負いません。

2. サンプル・データセットの配信は，著者または金原出版株式会社の都合により終了できるものとします。

3. 本書に掲載されているスクリプトや実行結果の画面イメージなどは，あくまでも特定の設定に基づいた環境で再現される一例です。ご利用の環境によっては本書の記載どおりに動作しない場合，操作できない場合もありますので，ご了承ください。

4. 本書に記載されている統計ソフトの使用法に関するご質問にはお答えしかねますので，各ソフトの製造販売元や配信元へお問い合わせください。

5. 本書に記載されている会社名・製品名などは一般に各社の商標または登録商標です。また，本文中に®，™は明記していません。

I 理論編

第 **1** 章

傾向スコア分析とは

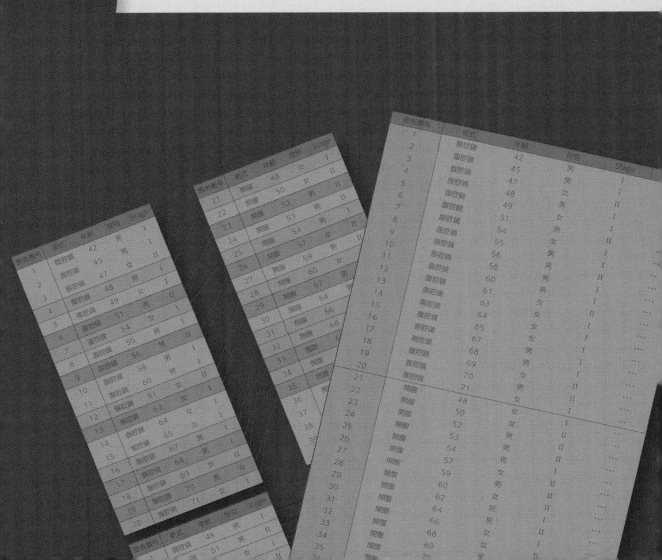

1 介入研究と観察研究

（1）介入と観察

本章の筆者（康永）はかなり以前，「腹腔鏡下胃切除術と開腹胃切除術を比較した観察研究」というお題で，外科医向けに講演をしたことがある。講演の直後，一人の若い先生が近寄ってきて，筆者に次のような質問を投げかけた。

「腹腔鏡下胃切除術も開腹胃切除術もどちらも手術なのだから，侵襲的な治療介入をしているじゃないですか。保存的に観察しているわけではないでしょう。だから，観察研究とはいえないのではないですか？」

筆者は目が点になった。ひとしきり考えて，ああなるほど，「介入」とか「観察」について，こういう誤解を抱いている若い先生がいるのだと合点がいった。

介入は intervention の訳語である。「インターベンション」というと「冠動脈インターベンション」など侵襲的な治療をイメージしやすい。それに対して観察（observation）というと非侵襲的な保存的治療（conservative treatment）を想起しやすい。

しかし，臨床研究デザインの用語としての「介入」と「観察」には，そのような意味合いはない。介入研究とは，「治療の割り当てに対する介入を行う研究」を意味する。観察研究は，「治療の割り当てに対して介入せず，ただ治療の成り行きを観察する研究」を指す。決して，介入研究＝侵襲的治療の研究，観察研究＝保存的治療の研究ではない。念のため。

（2）ランダム化比較試験と「タイムマシン試験」

ランダム化比較試験（randomized controlled trial：RCT）は介入研究のデザインの名称である。ある治療の有効性・安全性を評価するために，被験者の同意を得て，くじ引きと同じ原理で被験者を治療 A 群と治療 B 群（あるいは治療群と非治療群）に振り分ける。つまり「治療の割り当てに対する介入」があり，その割り当てがランダムに行われる場合である。

ランダム化比較試験は，2つの治療法のどちらが優れているか，最も正しい答えを得られる実現可能な方法である。新薬の効果を判定したい場合，被験者集団をランダムに2群に振り分け，一方の群には新薬を，もう一方の群には偽薬（プラシーボ，placebo）を投与し，2群間で効果を比較する。薬のプラシーボ効果を除外するには，ランダム化が最も適切である。手術法 A と手術法 B を比較したい場合，患者集団をランダムに2群に振り分け，一方には手術法 A を，もう一方には手術法 B を実施し，2群間で効果を比較する。

「実現可能な方法」とわざわざ記した。「実現不可能」な，全くリアリティのない方法まで含めて考えると，実はランダム化比較試験よりも優れた方法がある。

考えられるといっても，空想上の話である。その方法とは「タイムマシン試験」である。

「タイムマシン試験」とは，患者集団が治療Aを受けて効果判定を行われた後，タイムマシンに乗って治療Aを受ける直前の時点に舞い戻り，今度は治療Bを受けて効果判定を行われる，という試験である。

実際にそのような試験をこれまで実施した科学者は地球上にはいない（はず）である。「タイムマシン試験」なるナンセンスな名称も，筆者が勝手につけたもので，他の本には載っていない。

「タイムマシン試験」が完璧な方法である理由は，治療A群と治療B群の患者背景が完全に一致していることである。年齢・性別も，遺伝的・先天的要因も，環境因子も，社会経済的因子もすべて完全に均質である。なぜなら，両群は全く同じ患者たちで構成されているのだから。

「実現不可能」な空想上の最善策である「タイムマシン試験」と，「実現可能」な次善策であるランダム化比較試験を比べてみよう。治療Aは腹腔鏡下胃切除術，治療Bは開腹胃切除術，患者集団はStage I‐IIの早期胃がんの患者たちとする。

表1‐1は，「タイムマシン試験」における患者集団の背景因子，**表1‐2**はランダム化比較試験における患者集団の背景因子である。

表1‐1は20例の患者が2回ずつ登場する。腹腔鏡下胃切除術を受けた群と，開腹胃切除術を受けた群の患者背景は寸分の違いもない。

表1‐2は，40例の患者を20例ずつ，腹腔鏡下胃切除術と開腹胃切除術のいずれかにランダムに割り付けた2群の患者背景を示す。患者1と全く同じ背景をもつ者は，患者21から患者40の間に1人もいない。腹腔鏡下胃切除術群のなかの誰一人として，開腹胃切除術群の20例のうちの誰か1人にでも完全に一致する者はいない。患者数が増えれば，年齢・性別・Stageの3要因ぐらいならばたまたま一致することはあるかもしれない。しかし要因の数が増えるほど，すべての要因が一致することは少なくなる。ましてや，ある個人とあらゆる要因が一致する赤の他人がいることは考えられない。

しかし**表1‐2**では，腹腔鏡下胃切除術群と開腹胃切除術群の間で，それぞれの要因（年齢，性別，Stage）の分布や構成比がおおよそ一致している。年齢の平均と標準偏差は両群間ではほぼ一致している。男：女 = 10：10，Stage I：II = 11：9も一致している。このように，ランダム化比較試験では，集団レベルでみれば，各群のそれぞれの要因の分布や構成比がほぼ等しくなる。そのため各群はほぼ均質とみなされる。

ランダム化比較試験は，いわば「タイムマシンに乗ったつもり試験」である。

表1-1 「タイムマシン試験」における腹腔鏡下胃切除術と開腹胃切除術の患者背景

患者番号	術式	年齢	性別	Stage	…
1	腹腔鏡	40	女	I	…
2	腹腔鏡	43	男	II	…
3	腹腔鏡	44	男	I	…
4	腹腔鏡	45	女	I	…
5	腹腔鏡	48	男	II	…
6	腹腔鏡	50	男	I	…
7	腹腔鏡	51	女	I	…
8	腹腔鏡	54	男	I	…
9	腹腔鏡	55	女	II	…
10	腹腔鏡	56	女	II	…
11	腹腔鏡	59	男	I	…
12	腹腔鏡	60	男	II	…
13	腹腔鏡	61	女	II	…
14	腹腔鏡	62	女	I	…
15	腹腔鏡	64	男	II	…
16	腹腔鏡	67	女	II	…
17	腹腔鏡	69	女	I	…
18	腹腔鏡	71	女	I	…
19	腹腔鏡	73	男	II	…
20	腹腔鏡	76	男	I	…
1	開腹	40	女	I	…
2	開腹	43	男	II	…
3	開腹	44	男	I	…
4	開腹	45	女	I	…
5	開腹	48	男	II	…
6	開腹	50	男	I	…
7	開腹	51	女	I	…
8	開腹	54	男	I	…
9	開腹	55	女	II	…
10	開腹	56	女	II	…
11	開腹	59	男	I	…
12	開腹	60	男	II	…
13	開腹	61	女	II	…
14	開腹	62	女	I	…
15	開腹	64	男	II	…
16	開腹	67	女	II	…
17	開腹	69	女	I	…
18	開腹	71	女	I	…
19	開腹	73	男	II	…
20	開腹	76	男	I	…

表1−2 ランダム化比較試験における腹腔鏡下胃切除術と開腹胃切除術の患者背景

患者番号	術式	年齢	性別	Stage	...
1	腹腔鏡	40	女	I	...
2	腹腔鏡	43	男	II	...
3	腹腔鏡	44	男	I	...
4	腹腔鏡	45	女	I	...
5	腹腔鏡	48	男	II	...
6	腹腔鏡	50	男	I	...
7	腹腔鏡	51	女	I	...
8	腹腔鏡	54	男	I	...
9	腹腔鏡	55	女	II	...
10	腹腔鏡	56	女	II	...
11	腹腔鏡	59	男	I	...
12	腹腔鏡	60	男	II	...
13	腹腔鏡	61	女	II	...
14	腹腔鏡	62	女	I	...
15	腹腔鏡	64	男	II	...
16	腹腔鏡	67	女	II	...
17	腹腔鏡	69	女	I	...
18	腹腔鏡	71	女	I	...
19	腹腔鏡	73	男	II	...
20	腹腔鏡	76	男	I	...
21	開腹	41	男	II	...
22	開腹	42	女	I	...
23	開腹	44	女	I	...
24	開腹	46	男	II	...
25	開腹	47	女	I	...
26	開腹	49	男	I	...
27	開腹	52	男	I	...
28	開腹	53	女	II	...
29	開腹	55	男	II	...
30	開腹	57	男	I	...
31	開腹	58	女	II	...
32	開腹	60	女	I	...
33	開腹	61	男	II	...
34	開腹	63	女	I	...
35	開腹	65	男	I	...
36	開腹	66	女	I	...
37	開腹	68	男	II	...
38	開腹	72	男	I	...
39	開腹	74	女	II	...
40	開腹	75	女	II	...

（3）観察研究

次に，観察研究（observational study）について考えてみよう。観察研究とは，「治療の割り当てに対して介入せず，ただ治療の成り行きを観察する研究」である。

観察研究では，交絡（こうらく，confounding）が最大の問題である。観察データを用いて，治療Aと治療Bいずれがより高い治療効果をもつかを判定するにあたり，患者の背景因子（年齢，性別，併存疾患，他の治療の併用など）や治療を受ける施設の要因（医師など医療スタッフの経験，医療設備・体制など）は，治療効果に直接影響を与えるだけでなく，治療Aと治療Bの選択にも影響を及ぼす。治療効果は治療Aまたは治療Bの選択の結果なのか，患者の背景因子や施設の要因によるものなのか不明である。このような場合，患者の背景因子や施設の要因は，治療Aまたは治療Bの「適応による交絡（confounding by indication）」という。

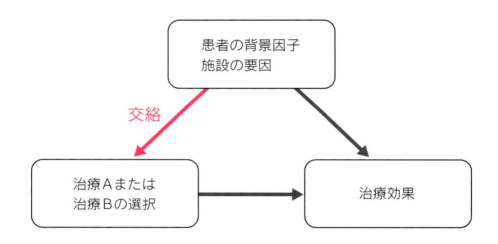

医師がある疾患にある治療を選択する際，ある種の病態ないし状態に偏った患者群を（意識的にしろ無意識的にしろ）選ぶ傾向にある。例えば敗血症に対するガンマグロブリン投与の効果はエビデンスがない。しかし敗血症が重症であればあるほど，医師はガンマグロブリンをはじめ利用可能なさまざまな薬剤をエビデンスがどうであれ何でもかんでも投与したくなるものである。すなわち，患者の背景因子が，アウトカムに直接影響するばかりでなく，治療の選択にも影響を与え，それを介して間接的にアウトカムに二重の影響を与える。

腹腔鏡下胃切除術も開腹胃切除術も，すでに普及している医療技術である。両者は病変部位へのアプローチの違いだけであって，胃を切除するという点は同じである。前者はより低侵襲の手術である。腹腔鏡下胃切除術の方が，整容的な面で優れているだけでなく，術後の疼痛が少なく，消化管機能の回復も早く，在院日数も短いといわれる。つまり，腹腔鏡下胃切除術の方が術後のアウトカムがより優れている，と一般には考えられている。

しかし，これら2つの術式について，過去にランダム化比較試験によってアウトカムを比較した大規模な研究はほとんどない。すでに普及している医療技術にランダム化比較試験を実施することは，倫理面でもコスト面でも実現性は低い。そこで観察研究によって両者の効果を比較することが，最も実現性が高い研究方法である。

観察研究であるため，腹腔鏡下胃切除術と開腹胃切除術のどちらかを行うかの選択は個々の担当医の判断にゆだねられる。つまり治療の割り当てはランダムではない。したがって両群の患者背景は均質でなく，偏っている。

表1-3は，観察研究における腹腔鏡下胃切除術と開腹胃切除術の患者背景を示す（実在するデータではなく，ダミー・データである）。

腹腔鏡下胃切除術群（20例）と開腹胃切除術群（20例）の間で，年齢の分布とStage I・IIの構成比が異なっている。具体的には，平均年齢±標準偏差が前者は58.2±9.0，後者は64.2±9.7となっており，後者の方が有意に年齢は高くなっている。男女比はともに11：9でたまたま一致している。Stage I・IIの構成比は，前者が14：6，後者が8：12であり，後者の方がStage IIの割合が高くなっていることがわかる。

どちらかといえば比較的若年で，Stage Iの患者が腹腔鏡下胃切除術を受ける傾向がありそうである。しかし，Stage Iなら腹腔鏡下胃切除術，Stage IIなら開腹手術と厳密に適応が分かれているわけではない。同じぐらいの年齢，同じStageであっても，医師によっては腹腔鏡下胃切除術を選びたがる，別の医師は開腹胃切除術を選びたがる傾向があるかもしれない。

いずれにせよ，両群の患者背景に違いがあり過ぎて，このままでは両群の術後アウトカムを単純に比較はできない。腹腔鏡下胃切除術の方により若年でより早期の症例が偏っているから，術後アウトカムも見かけ上良くなってしまう可能性が高い。

ランダム化比較試験では，両群の背景が均質な集団を作り出すことができた。観察研究でも，それと同じとは言わないまでも，それに近い状況を作り出すことができないだろうか。

表1−3 観察研究における腹腔鏡下胃切除術と開腹胃切除術の患者背景

患者番号	術式	年齢	性別	Stage	・・・
1	腹腔鏡	42	男	I	・・・
2	腹腔鏡	45	男	I	・・・
3	腹腔鏡	47	女	II	・・・
4	腹腔鏡	48	男	I	・・・
5	腹腔鏡	49	女	I	・・・
6	腹腔鏡	51	男	II	・・・
7	腹腔鏡	54	女	I	・・・
8	腹腔鏡	55	男	I	・・・
9	腹腔鏡	56	男	II	・・・
10	腹腔鏡	58	男	I	・・・
11	腹腔鏡	60	男	I	・・・
12	腹腔鏡	61	女	II	・・・
13	腹腔鏡	63	女	I	・・・
14	腹腔鏡	64	女	I	・・・
15	腹腔鏡	65	女	I	・・・
16	腹腔鏡	67	男	I	・・・
17	腹腔鏡	68	男	I	・・・
18	腹腔鏡	69	女	II	・・・
19	腹腔鏡	70	男	II	・・・
20	腹腔鏡	71	女	I	・・・
21	開腹	48	女	I	・・・
22	開腹	50	女	II	・・・
23	開腹	52	男	II	・・・
24	開腹	53	男	II	・・・
25	開腹	54	男	I	・・・
26	開腹	57	女	II	・・・
27	開腹	59	男	II	・・・
28	開腹	60	女	II	・・・
29	開腹	62	男	I	・・・
30	開腹	64	男	II	・・・
31	開腹	66	女	I	・・・
32	開腹	68	女	II	・・・
33	開腹	69	男	I	・・・
34	開腹	70	女	I	・・・
35	開腹	72	男	II	・・・
36	開腹	73	男	I	・・・
37	開腹	74	女	II	・・・
38	開腹	76	女	II	・・・
39	開腹	78	男	II	・・・
40	開腹	79	男	I	・・・

（4）擬似ランダム化

　観察データからランダム化比較試験に近い患者背景をもつグループを作り出すことを，擬似ランダム化（pseudo-randomization）という。

　表1-4をご覧いただきたい。まず腹腔鏡下胃切除術群と開腹胃切除術群とも年齢で昇順にソート（並べ替え）する。観察データからランダム化比較試験に近い患者背景をもつグループを作り出すために，各群から1対ずつ，ほどほどに近い症例の組み合わせを選んでくることを試みよう。各群から1対ずつ全く同じ背景の症例を選ぶことは不可能である。なぜならそのような組み合わせはほとんど存在しないからだ。

　しかし，各群から1対ずつ，ほどほどに近い症例を選んでくれば，集団全体としてそれぞれの要因の分布や構成比が近い2群を作り出すことができる。

　ほどほどに近い症例の組み合わせとして，ここでは，年齢は±1歳の違い，Stageは同じという組み合わせを選んでみよう。性別もなるべく一致させるが，同性のペアが存在しない場合，異性を選んでもよいこととする。

　まず症例4と症例21がペアになる。両者は年齢が同じでStageも同じである（性別は異なっている）。症例6と症例23は，年齢が1歳だけ異なっているが，性別とStageは同じである。以下同様にペアを選んでいくと，合計で11ペア（22症例）が選ばれる。

　腹腔鏡下胃切除術群の最初の3例（症例1〜3），開腹胃切除術群の最後の5例（症例36〜40）にはペアとなる相手がいない。症例1〜3は年齢が低すぎる，症例36〜40は年齢が高すぎるため，比較できる相手がいない。

　さて，選ばれた11ペアをもう一度年齢順にソートしなおした表が，**表1-4**の下の部分である。腹腔鏡下胃切除術群と開腹胃切除術群の平均年齢±標準偏差はそれぞれ61.6±8.2，61.6±8.1，男女比はそれぞれ6：5と5：6，Stage IとIIの比はそれぞれ6：5と6：5となった。性別比にわずかなずれが生じたものの，年齢の分布はほぼ均一化され，Stageの構成比はぴったり一致している。つまり，集団レベルでみれば各群のそれぞれの要因の分布や構成比がほぼ均質な2群を作り出せたことになる。

　術後アウトカムを比較する場合，もともとの20対20の集団を比較するのではなく，選ばれた11対11の集団を比較した方がよいといえそうである。

　ここで一つ注意点がある。上で行った方法は，年齢とStageをマッチさせただけである。このようなデザインを，マッチド・ペア・コホート研究（matched-pair cohort study）という。それ以外の多くの要因に関する群間のばらつきは考慮されていない。

　多くの要因を同時に考慮した「擬似ランダム化」は可能であろうか？　——　さて，いよいよ本書の本題に入ろう。傾向スコア分析の登場である。

表1-4 観察データの擬似ランダム化

患者番号	術式	年齢	性別	Stage		患者番号	術式	年齢	性別	Stage
1	腹腔鏡	42	男	I		21	開腹	48	女	I
2	腹腔鏡	45	男	I		22	開腹	50	女	II
3	腹腔鏡	47	女	II		23	開腹	52	男	II
4	腹腔鏡	48	男	I		24	開腹	53	男	II
5	腹腔鏡	49	女	I		25	開腹	54	男	I
6	腹腔鏡	51	男	II		26	開腹	57	女	II
7	腹腔鏡	54	女	I		27	開腹	59	男	II
8	腹腔鏡	55	男	I		28	開腹	60	女	II
9	腹腔鏡	56	男	II		29	開腹	62	男	I
10	腹腔鏡	58	男	I		30	開腹	64	男	II
11	腹腔鏡	60	男	I		31	開腹	66	女	I
12	腹腔鏡	61	女	II		32	開腹	68	女	II
13	腹腔鏡	63	女	I		33	開腹	69	男	I
14	腹腔鏡	64	女	I		34	開腹	70	女	I
15	腹腔鏡	65	女	I		35	開腹	72	男	II
16	腹腔鏡	67	男	I		36	開腹	73	男	I
17	腹腔鏡	68	男	I		37	開腹	74	女	II
18	腹腔鏡	69	女	II		38	開腹	76	女	II
19	腹腔鏡	70	男	II		39	開腹	78	男	II
20	腹腔鏡	71	女	I		40	開腹	79	男	I

患者番号	術式	年齢	性別	Stage		患者番号	術式	年齢	性別	Stage
4	腹腔鏡	48	男	I		21	開腹	48	女	I
6	腹腔鏡	51	男	II		23	開腹	52	男	II
7	腹腔鏡	54	女	I		25	開腹	54	男	I
9	腹腔鏡	56	男	II		26	開腹	57	女	II
12	腹腔鏡	61	女	II		28	開腹	60	女	II
13	腹腔鏡	63	女	I		29	開腹	62	男	I
16	腹腔鏡	67	男	I		31	開腹	66	女	I
17	腹腔鏡	68	男	I		33	開腹	69	男	I
18	腹腔鏡	69	女	II		32	開腹	68	女	II
19	腹腔鏡	70	男	II		35	開腹	72	男	II
20	腹腔鏡	71	女	I		34	開腹	70	女	I

2 傾向スコア分析の概念と実例

（1） 傾向スコア分析の概念

前項では，年齢と性別とStageの3要因だけを考慮して，各群から1対ずつ目視でおよそ近い患者のペアを選ぶという操作を行った。わずか40例，たった3要因なので，目視でも何とかできた。しかし患者数や要因の数が増えれば増えるほど，目視でおよそ近い人を選ぶことは難しくなる。また，目視というアナログな手段に妥当性や信頼性は乏しい。もっときっちりしたルールや計算式を使って，多人数に対し多要因を考慮した「擬似ランダム化」はできないだろうか。そこで登場するのが，傾向スコア分析である。

表1-5をご覧いただきたい。早期胃がんに対する腹腔鏡下胃切除術と開腹胃切除術の術後アウトカムを，傾向スコア分析を用いて比較した観察研究の文献[1]からの引用データである。

腹腔鏡下胃切除術群（3,937例）と開腹胃切除術群（5,451例）の患者背景因子として，年齢，性別，がんStage（IまたはII），Charlson併存症指数，喫煙歴（ブリンクマン指数），Body Mass Index（kg/m^2），病院種別（大学病院またはそれ以外），施設別年間平均胃がん手術症例数などが調べられた。

すべての背景因子について群間でばらつきが認められる。腹腔鏡下胃切除術群の方が比較的低年齢で，がんStageが低く，術前の併存症は少なく，ヘビースモーカーの割合はやや少ない傾向にあることがわかる。

年齢もがんStageも術前併存症も喫煙歴もアウトカムに関連がありそうである。すなわち，これらは治療の割り当てにもアウトカムにも関連のある交絡因子である。

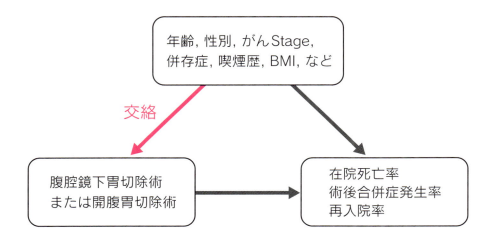

表1-5 傾向スコア・マッチング前の患者背景

		腹腔鏡下 胃切除術 ($N = 3,937$)		開腹 胃切除術 ($N = 5,451$)	
		n	%	n	%
年齢（歳）	≦59	837	21.3	771	14.1
	60〜69	1,242	31.5	1,485	27.2
	70〜79	1,320	33.5	1,978	36.3
	≧80	538	13.7	1,217	22.3
性別	男	2,507	63.7	3,689	67.7
	女	1,430	36.3	1,762	32.3
がん Stage	I	3,650	92.7	3,691	67.7
	II	287	7.3	1,760	32.3
Charlson 併存症指数	≦2	2,273	57.7	2,790	51.2
	3	1,187	30.1	1,573	28.9
	≧4	477	12.1	1,088	20
喫煙歴（ブリンクマン指数）	0	2,109	53.6	2,850	52.3
	1〜999	1,095	27.8	1,392	25.5
	≧1,000	733	18.6	1,204	22.1
Body Mass Index（kg/m²）	<18.5	364	9.2	670	12.3
	18.5〜25	2,706	68.7	3,557	65.3
	25〜30	738	18.7	963	17.7
	≧30	70	1.8	121	2.2
病院種別	大学病院	1,313	33.4	851	15.6
	その他	2,624	66.6	4,600	84.4
施設別年間平均症例数	≦25	998	25.3	2,166	39.7
	26〜46	1,348	34.2	1,700	31.2
	≧47	1,591	40.4	1,585	29.1

（Yasunaga H, et al. Ann Surg 2013; 257: 640-6[1] より引用）

2つの治療のどちらかを選択する場合，個々の患者が一方の治療を受ける「傾向（propensity）」をスコア化した値を，「傾向スコア（propensity score）」という。

腹腔鏡下胃切除術と開腹胃切除術を比較する場合，各患者が腹腔鏡下胃切除術を受ける確率（＝傾向スコア）は，それぞれの患者がもつ背景因子によって予測可能である。

ここでは，傾向スコア分析の概念について理解できれば十分である。詳細な分析手順は次章で詳述する。ほんの少し数式が出てくるが，重要な部分なので，それだけ押さえていただきたい。

患者が実際に受けた治療を Y とし，腹腔鏡下胃切除術を受けた場合は $Y=1$，開腹胃切除術を受けた場合は $Y=0$ とする。Y を従属変数，患者の背景因子など（X_1, X_2, …, X_n）を独立変数とするロジスティック回帰を行う。$X_1 =$ 年齢，$X_2 =$ 性別，$X_3 =$ がん Stage，$X_4 =$ Charlson 併存症指数，などとなる。

個々の患者が腹腔鏡下胃切除術を受ける確率を p とすると，以下の式が成り立つ。

$$\log \frac{p}{1-p} = \beta_0 + \beta_1 X_1 + \beta_2 X_2 + \cdots + \beta_n X_n \quad \text{……………………………} (1)$$

左辺の $\log \dfrac{p}{1-p}$ をロジット（logit）という。

β_0 はロジスティック回帰式の切片，β_1, β_2, …, β_n は各独立変数の係数である。

式（1）を p について解くと，

$$p = \frac{e^{(\beta_0 + \beta_1 X_1 + \beta_2 X_2 + \cdots + \beta_n X_n)}}{1 + e^{(\beta_0 + \beta_1 X_1 + \beta_2 X_2 + \cdots + \beta_n X_n)}} = \frac{1}{1 + e^{-(\beta_0 + \beta_1 X_1 + \beta_2 X_2 + \cdots + \beta_n X_n)}} \quad \text{………………} (2)$$

この p が傾向スコアそのものである。

式（2）から $0 < p < 1$ であるとわかる。

$\{X_1, X_2, …, X_n\}$ は各患者によって異なる値をとる。各患者の値を式（2）に代入することにより，各患者に固有の p の値を求められる。つまり傾向スコアは，複数の要因が治療の割り当てに与える影響の度合いを，1つの値にまとめたものである。

2人の患者の傾向スコアがほぼ等しい場合，その2人の患者の背景因子は全く同一とはいえなくても，ほどほどに近いといえる。

そこで，腹腔鏡下胃切除術群と開腹胃切除術群から1人ずつ，傾向スコアがほぼ等しい患者のペアを順に選んでくる。これを傾向スコア・マッチングという。背景がほぼ等しい患者のペアを集めてくれば，両群間で患者の背景はほぼ均質化されるはずである。つまり擬似ランダム化ができる。

表1-6 傾向スコア・マッチング後の患者背景

		腹腔鏡下 胃切除術 (N = 2,473)		開腹 胃切除術 (N = 2,473)	
		n	%	n	%
年齢（歳）	≦59	364	14.7	386	15.6
	60〜69	794	32.1	729	29.5
	70〜79	904	36.6	944	38.2
	≧80	411	16.6	414	16.7
性別	男	1,691	68.4	1,666	67.4
	女	782	31.6	807	32.6
がん Stage	I	2,188	88.5	2,186	88.4
	II	285	11.5	287	11.6
Charlson 併存症指数	≦2	1,381	55.8	1,437	58.1
	3	754	30.5	704	28.5
	≧4	338	13.7	332	13.4
喫煙歴（ブリンクマン指数）	0	1,303	52.7	1,326	53.6
	1〜999	702	28.4	688	27.8
	≧1,000	468	18.9	459	18.6
Body Mass Index (kg/m^2)	<18.5	243	9.8	246	9.9
	18.5〜25	1,675	67.7	1,676	67.8
	25〜30	507	20.5	510	20.6
	≧30	48	1.9	41	1.7
病院種別	大学病院	159	6.4	163	6.6
	その他	2,314	93.6	2,310	93.4
施設別年間平均症例数	≦25	913	36.9	923	37.3
	26〜46	827	33.4	830	33.6
	≧47	733	29.6	720	29.1

（Yasunaga H. et al. Ann Surg 2013; 257: 640-6[1]より引用）

2 傾向スコア分析の概念と実例

表1-7　術後アウトカム

	マッチング前			マッチング後		
	腹腔鏡下 ($N=3,937$)	開腹 ($N=5,451$)	P値	腹腔鏡下 ($N=2,473$)	開腹 ($N=2,473$)	P値
在院死亡率（%）	0.36	0.59	0.134	0.36	0.28	0.803
術後合併症発生率（%）	11.9	15.6	<0.001	12.9	12.6	0.733
30日以内再入院率（%）	2.5	3.0	0.184	3.2	3.2	0.936

（Yasunaga H, et al. Ann Surg 2013; 257: 640-6 [1] より引用）

　実際の研究では，腹腔鏡下胃切除術群3,937例と開腹胃切除術群5,451例から一対ずつ，2,473対のペアが選ばれた。**表1-6**は傾向スコア・マッチングされた後の2群間での背景因子の分布や構成比を示す。ものの見事に，両群間の背景因子が均質化されている。

　表1-7は，傾向スコア・マッチングを行った前後で，術後アウトカム（在院死亡率，術後合併症発生率，30日以内再入院率）を両群間で比較した結果を示す。

　マッチング前の単純な比較では，腹腔鏡下胃切除術群の方が開腹胃切除術群に比べて術後合併症発生率が有意に低くなっている。しかしマッチング後には，両群間でいずれのアウトカムにも有意差は認められなくなった。

（2）傾向スコア分析の実例

　かつて集中治療室（ICU）では，右心カテーテルが幅広い対象患者に用いられていた。重症心不全などの患者の心機能モニタリングや治療方針の意志決定に役立つと考えられる反面，医原性の合併症もあり，生命予後の改善に役立っているかどうか，一部では懐疑的であった。

　「ICU患者に右心カテーテルによるモニタリングを行った方がアウトカムは改善されるか？」というクリニカル・クエスチョンを解明するために，ランダム化比較試験の実施が検討された。しかし，ICUの医師たちの協力が得られなかったため，当初は実現できなかった。ICUの医師たちにしてみれば，自分たちは常日頃，右心カテーテルを用いている。いまさらランダム化比較試験など何のために行うのか？　といった意見であった。

　1996年にJAMAに掲載された「SUPPORT研究」の論文は，傾向スコア分析の嚆矢となった金字塔的論文である [2]。1989年から1994年の間にアメリカの5つの教育病院のICUで治療を受けた5,735例の重症成人患者を対象とした。ICU入室から24時間以内

に右心カテーテルによるモニタリングを行った群と行わなかった群との間で傾向スコア・マッチングを行い，30日死亡率，在院日数，治療の密度，医療費が比較された。

　その結果，右心カテーテル使用群の方が，30日死亡率が高く（オッズ比：1.24，95％信頼区間：1.03-1.49），入院医療費の中央値も高く（右心カテーテル使用群：49,300ドル，非使用群：35,700ドル），ICU滞在日数の中央値も長く（右心カテーテル使用群：14.8日，非使用群：13.0日）なっていた。

　つまり，右心カテーテルの使用はかえってアウトカムの悪化と関連していることが示唆された。論文の著者らは，「これらの結果から，ランダム化比較試験の再検討が正当化される」（"These findings justify reconsideration of a randomized controlled trial."）と結論付けた。

　ランダム化比較試験への協力を渋っていたICUの医師たちも，協力せざるを得なくなった。実際にその後ランダム化比較試験が実施され，この傾向スコア・マッチングによる観察研究の結果とほぼ同様の結果となった。結局その後，ICUにおける右心カテーテルの使用は激減した。

　このように傾向スコア分析には，日常臨床の「常識」を覆してしまうパワーがある。

引用文献

1）Yasunaga H, Horiguchi H, Kuwabara K, et al. Outcomes after laparoscopic or open distal gastrectomy for early-stage gastric cancer: a propensity-matched analysis. Ann Surg 2013; 257: 640-6

2）Connors AF Jr, Speroff T, Dawson NV, et al. The effectiveness of right heart catheterization in the initial care of critically ill patients. SUPPORT Investigators. JAMA 1996; 276: 889-97

I 理論編

第 **2** 章

傾向スコア分析の方法と注意点

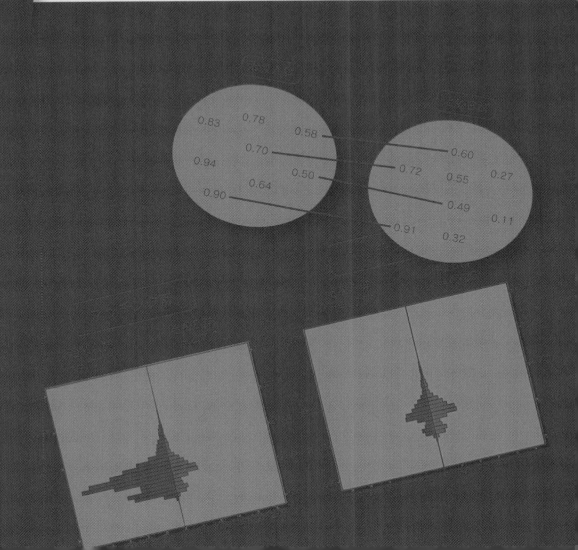

1 傾向スコア分析の方法

傾向スコア分析は，①傾向スコアの計算，②c統計量の計算，③傾向スコアによる群間のアウトカム比較（マッチング，逆確率による重み付け，または調整）の3ステップからなる[1,2]。

（1）傾向スコアの計算

第1章でも示した通り，傾向スコアの計算にはロジスティック回帰を用いればよい。他にもさまざまな計算方法（プロビット分析，決定木，ランダム・フォレストなど）があるが，知らなくてもよい。ロジスティック回帰だけできれば十分である。

ロジスティック回帰の従属変数に治療の割り当て変数，独立変数に患者背景因子などを投入する。治療Aと治療Bの二者択一の場合，従属変数Yは，実際に治療Aを受けた患者では$Y=1$，治療Bを受けた患者では$Y=0$とする。

独立変数に投入できる変数は，治療の割り当てよりも前（あるいは同時点）に決定している要因でなければならない。治療の割り当ての後に起こった事象を，傾向スコアを計算するためのロジスティック回帰の独立変数に投入してはならない。

例えば，腹腔鏡下胃切除術と開腹胃切除術を比較する研究において，年齢，性別，がんStage，併存症，喫煙歴，BMIなどは，治療の割り当ての前にすでに決定している。しかし，術中出血量や手術時間，術後在院日数などは，治療の割り当ての後に決定するから，傾向スコアを計算するロジスティック回帰の独立変数に投入できない。

投入できる独立変数のタイプや個数には制限がない。連続変数でもカテゴリー変数でもよい。連続変数の2乗項を投入してもよい。例えば年齢が連続変数の場合，年齢そのものの他に，年齢の2乗を同時に投入してもよい。2つのカテゴリー変数の交互作用項を投入してもよい。例えば変数X_1，X_2ともに0, 1の二値変数の場合，両者を乗じた交互作用項$X_1 * X_2$を投入してもよい。$X_1=1$かつ$X_2=1$の場合のみ$X_1 * X_2 = 1$となり，それ以外は$X_1 * X_2 = 0$となる。

治療の割り当てに影響すると考えられる入手可能なすべての変数をロジスティック回帰に投入してもよいし，そうすべきである。数十個，ときには数百個の変数を投入してもよい。回帰分析の過剰適合（overfitting）や多重共線性（multicollinearity）について考慮する必要はない。なぜなら，傾向スコアの計算は群間の背景因子のバランシングだけが目的であって，傾向スコアを求めるロジスティック回帰の各独立変数の回帰係数そのものには関心がないからである[3,4]。

（2） c統計量の計算

計算した傾向スコアが，2つの治療をうまく識別できているか確認が必要である。

治療の割り当て変数を状態変数（1または0）とし，傾向スコアを検定変数とするROC（receiver operating characteristic）曲線を描き，曲線下面積（area under curve：AUC）を求める。このAUCがc統計量（c-statistics）に相当する。$0.5 \leq$ c統計量 ≤ 1.0 である。c統計量が0.5のときは識別力なし，1.0のときは完全識別という。

c統計量は高すぎても低すぎてもよくない。これについては後述する。

（3） 傾向スコア・マッチング

傾向スコアによる群間のアウトカム比較には，傾向スコア・マッチング（propensity score matching），傾向スコアの逆確率による重み付け（inverse probability weighting：IPW），および傾向スコアによる調整（propensity score adjustment）などの方法がある。

臨床家にとっては傾向スコア・マッチングが最も理解しやすく，また最も汎用されている。そこで本章では傾向スコア・マッチングから解説する。

1） 最近傍マッチング

治療A群と治療B群から1対ずつ傾向スコアが近接しているペアを抽出する方法を，最近傍マッチング（nearest neighbor matching）という。マッチングの方法にはこれ以外にも，最適マッチング（optimal matching）などいくつかあり，詳細な説明は成書に譲る[5]。しかし，最近傍マッチング以外は使う必要がほとんどない。

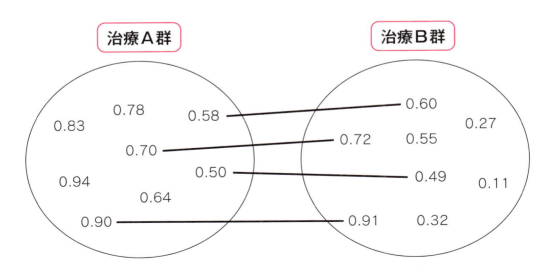

2）キャリパー

最近傍マッチングでは，ペアとして抽出される2人の傾向スコアの差の絶対値が，一定のキャリパー（caliper，閾値）の範囲内に収まるようにしなければならない。キャリパーは全対象患者の傾向スコアの標準偏差の0.2倍に設定されることが多い。

あるいは傾向スコア（PS）をロジット変換した値（$\log \frac{PS}{1-PS}$）でマッチングを行い，その標準偏差の0.2倍にキャリパーが設定されることもある[6]。

キャリパーの範囲内にあるペアを順次抽出していき，抽出できるペアがなくなった時点でマッチングを終了する。マッチングから漏れた症例は分析の対象外となる。

3）復元抽出／非復元抽出

マッチングの際，治療A群の症例のペアとして順次抽出された治療B群の症例を元に戻さない場合を非復元抽出（without replacement）という。これに対し，1ペアごとに治療B群から一度抽出された症例を元に戻して反復抽出を許す場合を復元抽出（with replacement）という[2]。

理論上，復元抽出の方が選択バイアスは減る。しかし，どちらを選んでも結果はほぼ変わらない。

4）バランスの確認

傾向スコアは本質的に，治療A群と治療B群の患者背景のバランスを取るための手段である。傾向スコア・マッチングではマッチング後の集団で，次項で説明する逆確率による重み付け法では重み付け後の集団で，両群の患者背景がうまくバランスが取れているかどうか確認する必要がある[7,8]。

バランシングの確認には，標準化差（standardized difference）を用いる。

標準化差dは下記の式により計算できる。

$$d = \frac{|p_A - p_B|}{\sqrt{\dfrac{p_A(1-p_A) + p_B(1-p_B)}{2}}}$$

$$d = \frac{|\bar{x}_A - \bar{x}_B|}{\sqrt{\dfrac{s_A{}^2 + s_B{}^2}{2}}}$$

> p_A, p_B はそれぞれ治療A群，治療B群におけるカテゴリー変数の割合
> $\bar{x}_A$, $\bar{x}_B$ はそれぞれ治療A群，治療B群における連続変数の平均値
> s_A^2, s_B^2 はそれぞれ治療A群，治療B群における連続変数の分散（＝標準偏差の2乗）

標準化差＜0.1の場合，バランスが取れていると判断される。標準化差≧0.1の場合，バランスが取れていないと判断される。バランスが取れていない場合，傾向スコアを計算するロジスティック回帰モデルを修正する必要がある。具体的には，投入する独立変数を増やす，交互作用項を追加するなどの対処が必要である。

なお，両群間のバランス確認のため，統計的検定（カイ二乗検定・t検定・分散分析など）を行いP値を提示することは推奨されない。なぜならP値は症例数に依存し，症例数が減ればP値は大きくなるからである。標準化差はP値と異なり，症例数には依存しない。

5）アウトカム比較

マッチング後，両群間のアウトカムを比較する。

アウトカムが連続変数であって，正規分布に従う場合はt検定，正規分布に従わない場合はノンパラメトリック検定であるMann-Whtney U検定を行う。アウトカムが2値のカテゴリー変数の場合，カイ2乗検定，またはFisherの正確確率検定を行う。

なお，傾向スコア・マッチングではペアを考慮した検定をすべき，すなわち通常のt検定ではなく対応のあるt検定，カイ2乗検定ではなくMcNemar検定をすべき，と主張する統計学者もいる[9,10]。傾向スコア・マッチング後に群間のアウトカムの比較をロジスティック回帰で行いオッズ比を計算する場合は，通常のロジスティック回帰ではなく，条件付きロジスティック回帰（conditional logistic regression）や，一般化推定方程式（generalized estimating equation）を用いてペアを考慮したロジスティック回帰を行うべき，と彼らは主張する。

しかし，傾向スコア分析においてペアを考慮することがそれほど重要かどうか，統計学者の間でも見解は一致していない[11]。また実際上，ペアを考慮してもしなくても，ほとんどの場合は結果に差がない。

（4）逆確率による重み付け

1）マッチングとの違い

治療効果には，「平均処置効果（average treatment effect：ATE）」と「治療群における平均処置効果（average treatment effect on the treated：ATT）」がある。

ATEは，母集団の患者すべてが治療A群から治療B群に変化したときの効果の差である。ATTは，母集団の患者のうち治療A群が治療B群に変化したときの効果の差である。観察研究においてATEとATTは異なる。

傾向スコア・マッチングで推定している効果はATTである。つまり，もともと治療Aを受けた患者に，治療Bを適用したと仮定した場合，治療効果がどれだけ変化するかを推定している。しかし，もともと治療Aを受けなかった患者については，治療Aと

治療 B の効果の差は不明である。

　これに対して，逆確率による重み付け（inverse probability weighting：IPW）を用いれば，ATT だけでなく ATE も推定可能である。

　逆確率による重み付けは，各患者が治療を受ける確率の逆数を用いて重み付けを行うことにより，治療 A 群と治療 B 群間で患者背景のバランスが取れた集団を作成する手法である。

　かなり手の込んだ手法であり，マッチングと違って直感的には理解しにくく，臨床家にとってはあまり馴染みがないため，マッチングほどは利用されていない。

　とはいえ，マッチングと併せて行い，両者の結果の方向性が一致することを確認することにより，傾向スコアの結果の頑健性（robustness）を示すことができる。

2）重み付け係数の計算

　ATT と ATE で，重み付け係数（weight）の計算方法が異なる。ただし ATT は傾向スコア・マッチングの方で推定されることが多いので，逆確率による重み付けはもっぱら ATE を推定するために利用されることが多い。

	治療群	対照群
ATT weight	1	PS ／（1 − PS）
ATE weight	1 / PS	1 ／（1 − PS）

　ATE を推定するには，治療群は傾向スコア（PS）の逆数［1／PS］，対照群は1−PS の逆数［1／（1−PS）］により重み付けを行う。

　具体例を示そう。

傾向スコア	治療群の ATE weight	対照群の ATE weight
0.9	1.11	10
0.8	1.25	5
0.5	2	2
0.2	5	1.25
0.1	10	1.11

　傾向スコアが0.9の患者は，その治療を受ける確率が高い。したがってそのような患者は治療群に多く存在し，対照群にはあまりいない。ATE weight をかけることによって，傾向スコアが0.9の患者が治療群にいた場合は1.11倍に，対照群にいた場合は10

倍に重み付けされる。

　傾向スコアが0.1の患者は，その治療を受ける確率が低い。したがってそのような患者は治療群にはあまりおらず，対照群に多く存在する。ATE weight をかけることによって，傾向スコアが0.1の患者が治療群にいた場合は10倍に，対照群にいた場合は1.11倍に重み付けする。

　上記のような操作によって，見かけ上，治療群と対照群の患者数は等しくなり，両群の患者背景も均質化される。

　しかし，「1人しかいない患者を10人いることにする」とか「1.11人いることにする」というのは，臨床家の感覚には合わないだろう。「勝手に症例数を増やすなんてズルイ！」と思われるかもしれない。決して症例数を増やしているわけではなく，手元にあるデータからなるべくバイアスを除去するための統計手法である。現実の臨床の話ではなく，数値化されたデータに対する計算上の話に過ぎないのである。

　とはいえ，1人しかいない患者を10人いることにすると，たまたまその患者が死亡した場合，1例だった死亡が10例に増幅されてしまい，効果の推定が不安定になる。そういう問題のある方法でもある。

　極端に大きい重み付け係数によって効果の推定が不安定になることを防ぐために，「安定化重み付け係数（stabilized ATE weight）」が考案されている[12]。

　ATE の安定化重み付け係数（stabilized ATE weight）を求めるためには，全体に占める各群の割合を各群の ATE weight にかけて補正すればよい。

	治療群	対照群
Stabilized ATE weight	p / PS	$(1 - p)$ / $(1 - PS)$

　例えば，症例数が治療群：対照群 = 4：6の場合，すなわち p = 0.4の場合，各群の stabilized ATE weight は以下の表のようになる。

傾向スコア	治療群の stabilized ATE weight	対照群の stabilized ATE weight
0.9	0.444	6
0.8	0.5	3
0.5	0.8	1.2
0.2	2	0.75
0.1	4	0.666

　重み付け後のバランスの確認は，マッチング後のそれと同様である。アウトカムの比較は重み付けを考慮した解析が必要である。

（5）傾向スコアによる調整

1）マッチングとの違い

　傾向スコアを計算するところまでは，マッチングや重み付けと全く同じである。すなわち，2つの治療の割り当て変数を従属変数，多数の交絡因子を独立変数とするロジスティック回帰を行い，傾向スコアを算出する。

　次のステップで，すぐに治療効果の推定に移る。アウトカムを従属変数とする多変量回帰分析の独立変数に，治療の割り当て変数に加えて，傾向スコアそのものを投入する。これにより，傾向スコアで調整した治療効果の推定が可能となる。

2）従来型の多変量回帰分析との違い

　従来型の多変量回帰分析では，投入できる独立変数の数に制限がある。従属変数がアウトカムの発生あり・なしの2値変数の場合，ロジスティック回帰に投入できる独立変数の個数は，アウトカム発生数÷10を下回らなければならない。

　具体例で説明しよう。

　腹腔鏡下胃切除術と開腹胃切除術の術後合併症発生率を比較するために，単施設から，腹腔鏡下胃切除術150例と開腹胃切除術150例のデータをやっとの思いで収集したとしよう。合計300例中，術後合併症があった患者は21例（7％）であったとする。

　このデータセットを用いて，術後合併症の有無を従属変数とするロジスティック回帰に投入できる独立変数の数は，21÷10＝2.1を下回らなければならない。つまり最大でも2つの独立変数しか投入できない。そのうちのひとつは治療の割り当て変数（腹腔鏡下胃切除術または開腹胃切除術）に充てなければならないから，同時に調整できる交絡因子は1個だけである。

　効果を推定するロジスティック回帰において，アウトカム発生数÷10を超える個数の独立変数を投入することはご法度である。過剰適合と呼ばれ，効果の推定に歪みをもたらす。また，多変量回帰分析は独立変数間の交互作用が存在するほど結果は不正確となり，独立変数が多いほどその可能性が高くなる。

　傾向スコアを算出することによって，多数の交絡因子をひとつの変数に縮約できる。上記の例の場合，術後合併症の有無を従属変数とするロジスティック回帰の独立変数には，治療の割り当て変数（腹腔鏡下胃切除術または開腹胃切除術）の他に傾向スコアそのもの，つまり2変数を投入すればよい。

　このように傾向スコアによる調整は，マッチングや重み付けとは全く異なる用途で用いられる。マッチングや重み付けは症例数がある程度多くないとできない。傾向スコアによる調整は，逆に症例数が少ない場合に重宝される手段である。

2 傾向スコア分析の限界

（1） c統計量が低すぎる場合

　c統計量が0.6未満と低い場合，つまり傾向スコアによる2つの治療の識別能が低いとき，ROC曲線は以下の図のようになる。以下の図の曲線化面積（＝c統計量）は0.546（95％信頼区間：0.537－0.555）である。

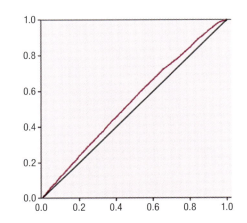

　マッチング前後の治療A群・治療B群の傾向スコアの分布は以下の図のようになる。

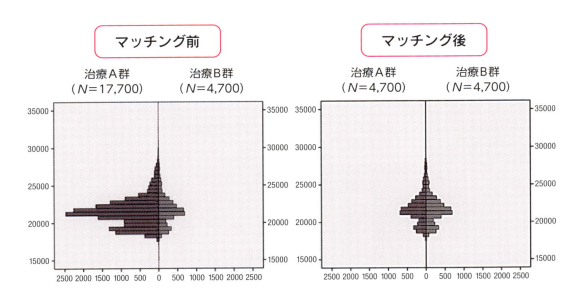

　マッチング前の治療A群のヒストグラムは，治療B群のヒストグラムを横方向に引き延ばしたような形状である。マッチング後，治療B群は全例が残っている。
　このようなケースでは，傾向スコア・マッチングをやる意味がない。なぜなら，普通

の多変量回帰分析と結果はほぼ変わらないからである。傾向スコア・マッチングによってわざわざ症例数を減らしているだけ損である。

実際，傾向スコア・マッチングを用いた多くの論文を検証した結果，傾向スコア・マッチングによる結果と通常の多変量回帰分析を行った結果がほとんど変わらなかった，という報告もみられる[13]。

（2） c統計量が高すぎる場合

c統計量が0.9以上と高い場合，つまり傾向スコアによる2つの治療の識別能が高すぎるとき，ROC曲線は以下の図のようになる。以下の図の曲線化面積（＝c統計量）は0.907（95％信頼区間：0.887-0.928）である。

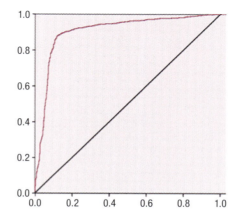

マッチング前後の治療A群・治療B群の傾向スコアの分布は以下の図のようになる。

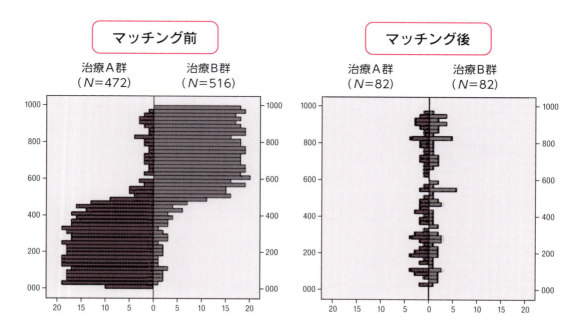

c 統計量が高すぎる場合，治療 A 群と治療 B 群のオーバーラップが少なく，マッチングされるペアが少なくなってしまい，多くの症例が除外されてしまう。そのため，統計的な検出力が著しく低下する。

また，マッチされた症例から得られた結果は，除外症例には適用できない。つまり結果の一般化可能性が大幅に損なわれる。このようなケースでは，治療 A と治療 B の適応が全く異なっているのだから，両者の効果比較はそもそも無意味である。

（3） 未測定交絡因子の問題

1） 黒を白と言い換えてしまうバイアス

傾向スコア分析はあくまで測定された交絡因子のみを制御しているに過ぎないのであって，未測定交絡因子（unmeasured confounders）によるバイアスには依然としてさらされている点に十分に注意を払う必要がある。

第1章で，早期胃がんに対する腹腔鏡下胃切除術と開腹胃切除術の術後アウトカムに関する論文を紹介した[14]。この論文のデータを使って，未測定交絡因子がどの程度研究結果に影響するか，検証してみよう。

この論文では，傾向スコアを計算するための独立変数に年齢，性別，がん Stage，Charlson 併存症指数，喫煙歴，Body Mass Index，病院種別，施設別年間平均症例数を用いた。

ここで，仮にがん Stage のデータが未測定であったと仮定して，がん Stage のデータをわざと外して，それ以外の変数のみで傾向スコアを計算し，傾向スコア・マッチングをやってみよう。その結果が**表2−1**である。

表2-1　患者背景（がん Stage を除いた変数での傾向スコア・マッチング後）

		腹腔鏡下 胃切除術 (N = 2,888)		開腹 胃切除術 (N = 2,888)	
		n	%	n	%
年齢（歳）	≦59	459	15.9	456	15.8
	60〜69	927	32.1	933	32.3
	70〜79	1,037	35.9	1,051	36.4
	≧80	465	16.1	448	15.5
性別	男	1,900	65.8	1,938	67.1
Charlson 併存症指数	≦2	1,603	55.5	1,629	56.4
	3	887	30.7	864	29.9
	≧4	399	13.8	396	13.7
喫煙歴（ブリンクマン指数）	0	1,528	52.9	1,554	53.8
	1〜999	797	27.6	777	26.9
	≧1,000	563	19.5	557	19.3
Body Mass Index (kg/m²)	<18.5	292	10.1	277	9.6
	18.5〜24.9	1,984	68.7	2,007	69.5
	25〜29.9	557	19.3	554	19.2
	≧30.0	55	1.9	52	1.8
病院種別	大学病院	624	21.6	618	21.4
	その他	2,264	78.4	2,270	78.6
施設別年間平均症例数	≦25	930	32.2	927	32.1
	26〜46	959	33.2	999	34.6
	≧47	999	34.6	962	33.3

　2,888ペアが抽出され，両群の患者背景はうまくバランスされているように見える。しかし実際には，**表2-2**の通り，がん Stage に両群間で大きな偏りが生じていた。

　次に，両群間でアウトカムを比較してみよう。がん Stage の情報を欠く場合のマッチング後のアウトカムは**表2-3**の通りである。

　一方，論文に掲載された，がん Stage の情報を含む場合のアウトカムは**表2-4**の通りである。

　両者の違いはかなり衝撃的である。がん Stage を独立変数に投入した場合には存在しなかった両群間のアウトカムの有意差が，がん Stage を外すことによって生じてしまった。つまり，がん Stage は強力な交絡因子であり，これを傾向スコアの計算に含めないとミスリーディングな結果を導くことになる。

2　傾向スコア分析の限界

表2-2　がんStage（がんStageを除いた変数での傾向スコア・マッチング後）

		腹腔鏡下 胃切除術 (N = 2,888)		開腹 胃切除術 (N = 2,888)	
		n	%	n	%
がんStage	I	2,674	92.6	2,435	84.3
	II	214	7.4	453	15.7

表2-3　術後アウトカム（がんStageを除いた変数での傾向スコア・マッチング後）

	腹腔鏡下 胃切除術 (N = 2,888)	開腹 胃切除術 (N = 2,888)	P値
在院死亡（%）	0.38	0.87	0.028
術後合併症発生率（%）	12.8	15.2	0.010

表2-4　術後アウトカム（がんStageを含めた変数での傾向スコア・マッチング後）

	腹腔鏡下 胃切除術 (N = 2,473)	開腹 胃切除術 (N = 2,473)	P値
在院死亡率（%）	0.36	0.28	0.803
術後合併症発生率（%）	12.9	12.6	0.733

　このように未測定交絡因子は，黒を白と言い換えてしまうぐらいに深刻なバイアスであることを，研究者は肝に銘じるべきである。

2）未測定交絡因子への対処法

　研究の計画段階から先行文献をレビューし，治療効果に影響を与えると考えられる既知の交絡因子をリストアップし，研究実施の段階でそれらのデータを徹底的に収集することが最も重要である。つまり，考えうる未測定交絡因子が生じないように最大限予防することが，ほぼ唯一無二の対処法である。

　これを怠り，明らかな交絡因子（前項の例におけるがんStageなど）を測定しなかった（あるいはそのデータが得られなかった）場合，傾向スコア分析によってそれを調整することは不可能であり，傾向スコア分析そのものが無力となる。

　なお，未測定交絡因子の影響を直接的にデータから検証することはできない。しかし，傾向スコア分析によって有意な効果が示された場合，その効果の推定値が未測定交絡因子に対してどれだけ頑健（robust）であるかを検証する方法はある。その方法を感度分析（sensitivity analysis）という。未測定交絡因子が存在すると仮定し，その大きさを変えていって，効果の推定値の信頼区間がどのように変わるかを検証する手法である。

未測定交絡因子をかなり大きくしてもなお，効果の推定値の信頼区間がゼロをまたがない場合は，頑健であると判断する。詳細の解説は文献に譲る[15, 16]。感度分析を実施するための統計ソフトのコマンドとして，StataでもRでも同名のrboundsというコマンドが用いられる。

また最近，E-Valueという比較的簡便な感度分析の手法が統計学者によって開発されている。詳細の説明は文献に譲る[17]。

（4） 傾向スコア分析の正しい適用

序文で記したように，傾向スコア分析の使用例は急増している。2000年代の前半頃までは，傾向スコア分析を使用しているというだけで論文がアクセプトされた。しかし，そんな時代はすでに終わっている。ジャーナルの編集者や査読者の目も肥えてきて，不適切な傾向スコア分析の使用に対する批判は年々厳しくなっているようである。

本章で示したように，c統計量が低い場合，わざわざ傾向スコア分析を行う意義はあまりない。通常の線形回帰分析と結果は変わりないからである。

c統計量が高すぎるとマッチングできるペアが少なくなってしまい，サンプル数が少なくなって統計的な検出力が低下するばかりでなく，結果の一般化可能性も低下する。適応のオーバーラップがない2治療の効果比較は，そもそもやる意味がない。

未測定交絡因子に対する考慮が不十分な研究は，査読付きジャーナルに論文投稿しても，評価は得られない。

傾向スコア分析にも限界があることを，研究者は十分に留意すべきである。しかし，考えうる交絡因子の測定データが十分に得られている場合には，傾向スコア分析は従来の線形回帰分析では調整しきれない残余交絡を調整できる強力な手法である。その適用方法さえ誤らなければ，傾向スコア分析は観察データを用いた治療効果比較研究において今後も中心的な役割を果たし続けるであろう。

＜発展学習：多重傾向スコア＞

通常の傾向スコア分析は，2群間の効果比較に用いられる。

これをさらに発展させ，3群以上の比較に応用した多重傾向スコアという手法がある。英語ではmultiple propensity scoreともgeneralized propensity scoreとも称されるが，どちらも同じ意味である。

多重傾向スコアの計算には，二項ロジスティック回帰ではなく，多重ロジスティック回帰（multinomial logistic regression）を用いる。多重傾向スコアによる調整や逆確率による重み付けは可能であるが，マッチングはできない[18]。Stataのコマンドとしてgpscoreが公開されている[19]。

引用文献

1) Haukoos JS, Lewis RJ. The propensity score. JAMA 2015; 314: 1637-8

2) Austin PC. An introduction to propensity score methods for reducing the effects of confounding in observational studies. Multivariate Behav Res 2011; 46: 399-424

3) Austin PC, Grootendorst P, Normand SL, et al. Conditioning on the propensity score can result in biased estimation of common measures of treatment effect: A Monte Carlo study. Stat Med 2007; 26: 754-68

4) Brookhart MA, Schneeweiss S, Rothman KJ, et al. Variable selection for propensity score models. Am J Epidemiol 2006; 163: 1149-56

5) Guo S, Fraser MW. Propensity score analysis: statistical methods and applications. Thousand Oaks, CA, SAGE Publications, 2011

6) Austin PC. Optimal caliper widths for propensity-score matching when estimating differences in means and differences in proportions in observational studies. Pharm Stat 2011; 10: 150-61

7) Austin PC. Using the standardized difference to compare the prevalence of a binary variable between two groups in observational research. Commun Stat Simul Comput 2009; 38: 1228-34

8) Ali MS, Groenwold RH, Belitser SV, et al. Reporting of covariate selection and balance assessment in propensity score analysis is suboptimal: a systematic review. J Clin Epidemiol 2015; 68: 112-21

9) Austin PC. Comparing paired vs non-paired statistical methods of analyses when making inferences about absolute risk reductions in propensity-score matched samples. Stat Med 2011; 30: 1292-301

10) Gayat E, Resche-Rigon M, Mary JY, et al. Propensity score applied to survival data analysis through proportional hazards models: a Monte Carlo study. Pharm Stat 2012; 11: 222-9

11) Stuart EA. Matching methods for causal inference: a review and a look forward. Stat Sci 2010; 25: 1-21

12) Xu S, Ross C, Raebel MA, et al. Use of stabilized inverse propensity scores as weights to directly estimate relative risk and its confidence intervals. Value Health 2010; 13: 273-7

13) Stürmer T, Joshi M, Glynn RJ, et al. A review of the application of propensity score methods yielded increasing use, advantages in specific settings, but not substantially different estimates compared with conventional multivariable methods. J Clin Epidemiol 2006; 59: 437-47

14) Yasunaga H, Horiguchi H, Kuwabara K, et al. Outcomes after laparoscopic or open distal gastrectomy for early-stage gastric cancer: a propensity-matched analysis. Ann Surg 2013; 257: 640-6

15) Rosenbaum PR, Rubin DB. The central role of the propensity score in observational studies for causal effects. Biometrika 1983; 70: 41-55

16) Rosenbaum PR, Rubin DB. Reducing bias in observational studies using subclassification on the propensity score. J Am Stat Assoc 1984; 79: 516-24

17) VanderWeele TJ, Ding P. Sensitivity analysis in observational research: introducing the E-Value. Ann Intern Med 2017; 167: 268-74

18) Spreeuwenberg MD, Bartak A, Croon MA, et al. The multiple propensity score as control for bias in the comparison of more than two treatment arms: an introduction from a case study in mental health. Med Care 2010; 48: 166-74

19) Bia M, Mattei A. A Stata package for the estimation of the dose-response function through adjustment for the generalized propensity score. Stata J 2008; 8: 354-73

II 実践編

第3章

SPSSを用いた傾向スコア分析

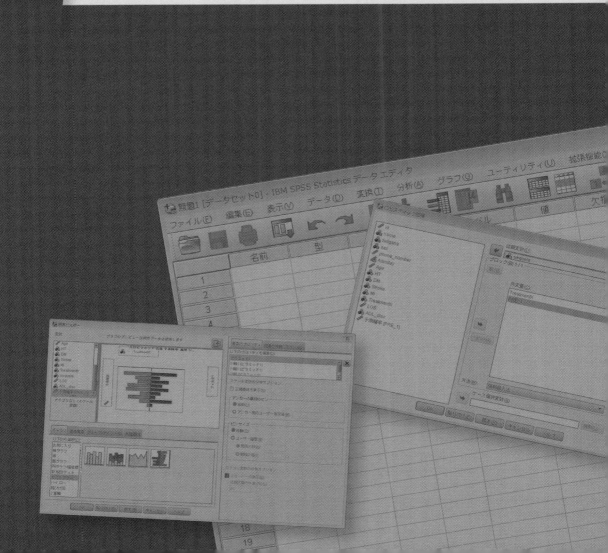

1 SPSSの概要

(1) SPSSとは

　SPSS Statistics（以下SPSS）はIBM社の統計解析ソフトウェアである。複雑なスクリプトを入力する必要がなく，ほぼクリックだけで解析を実行できる。統計解析の初心者にも扱いやすいソフトウェアである。

　購入時には，基本ソフトウェアのStatistics Baseに加え，Advanced Statistics（生存分析など），Regression（ロジスティック回帰など），Exact Tests（正確確率検定）などのオプションを追加する。他のソフトウェアと比較してやや高価である。

　本章では，SPSS Ver.25を用いる。

(2) SPSSの操作画面

　SPSSを開くと下のような画面が立ち上がる。

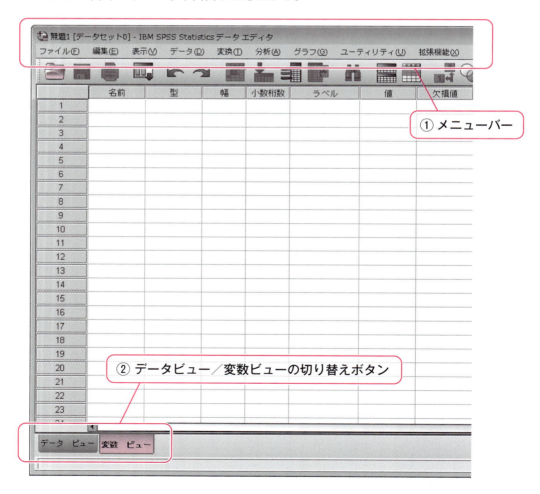

① **メニューバー**

変数の計算や分析などを選んで実行できる。

② **データビュー／変数ビューの切り替えボタン**

実際のデータを確認する画面（データビュー）と，変数の一覧を確認する画面（変数ビュー）の切り替えが可能。

---

2 データの読み込みと確認

（1） サンプル・データセット

それでは，SPSS による傾向スコア分析の実践的な方法について解説しよう。

その前に，まずサンプル・データセットを読み込む。以下の URL（読者サポートページ）から，ファイル名 "PSbook_data.csv" というデータセットをダウンロードする（P11参照）。

https://ssl.kanehara-shuppan.co.jp/support-top/pscore/

このデータセットは架空のある疾患で入院した15,000人のダミー・データであり，1行が1入院の情報になっている。

主な変数の説明は以下の通りである。

id	患者 id	Stroke	脳卒中の既往（1：あり，0：なし）
sex	性別（"女"，"男"）	MI	心筋梗塞の既往（1：あり，0：なし）
Age	入院時年齢	TreatmentX	治療薬 X の使用（1：あり，0：なし）
HT	高血圧（1：あり，0：なし）	sequela	退院時後遺症（1：あり，0：なし）
DM	糖尿病（1：あり，0：なし）	ADL_disc	退院時 ADL スコア（0〜100の連続変数）

sex，Age，HT，DM，Stroke，MI が交絡因子，TreatmentX が治療の割り当て変数，sequela と ADL_disc がアウトカムに相当する。

研究仮説は「ある疾患に対して治療薬 X を使用するとアウトカムが改善する」。

リサーチクエスチョンを PECO にまとめる。

P（patients）	ある疾患によって入院した患者
E（exposure）	治療薬 X を使用
C（control）	治療薬 X を使用しない
O（outcome）	退院時後遺症の有無，退院時 ADL スコア

（2）データの読み込み

　SPSSでは，SPSS用のデータ（*.sav）に加えて，Microsoft Excel（*.xls，*.xlsx，*.xlsm）やテキストデータ（*.txt，*.csv）などの読み込みも可能である。

　ダウンロードしたPSbook_data.csvをパソコンのデスクトップに保存し，SPSSで開いてみよう。

> ファイル ＞ 開く ＞ データ
> - ファイルの種類からCSVを選択し，ファイル名を指定し開く
> - データの形式・先頭行に変数名を含むか・データの区切り記号は何か，などを指定し，インポートを行う
>   （本書のサンプルデータでは，エンコードは「ローカル エンコード」を指定する）

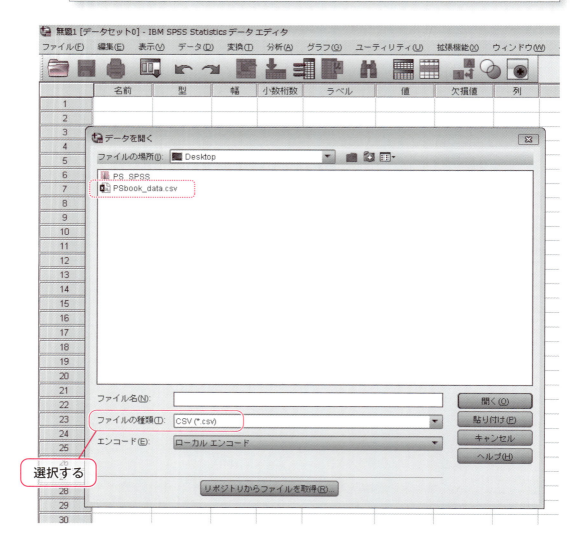

（3）データの確認

データビュー／変数ビューの切り替えを行い，読み込んだデータを確認する。15,000行のデータと15の変数からなることがわかる。

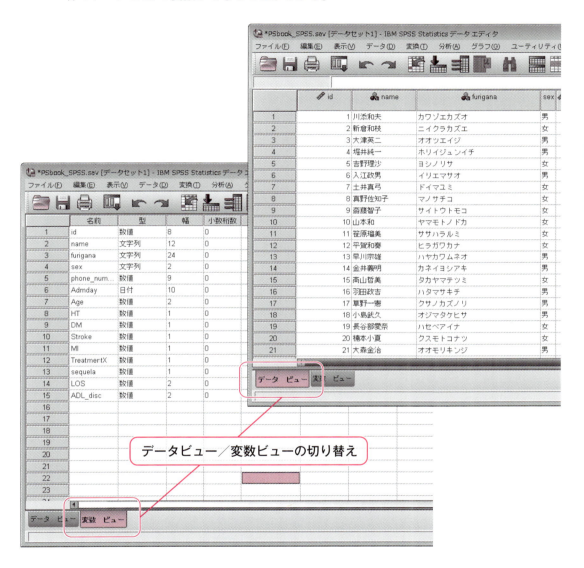

データを読み込んだ段階では，まだ保存されていない。

メニューバーからファイル＞名前を付けて保存をクリックし，.sav形式でデータを保存する。

3 傾向スコアの計算

（1） ロジスティック回帰による傾向スコアの計算

傾向スコア（＝ TreatmentX を受ける確率）を，Age, sex, HT, DM, Stroke, MI を用いたロジスティック回帰により計算する。

> 分析 ＞ 回帰 ＞ 二項ロジスティック
> - 従属変数として，TreatmentX を投入
> - 共変量として，Age, sex, HT, DM, Stroke, MI を投入
> - 方法は強制投入法を選択

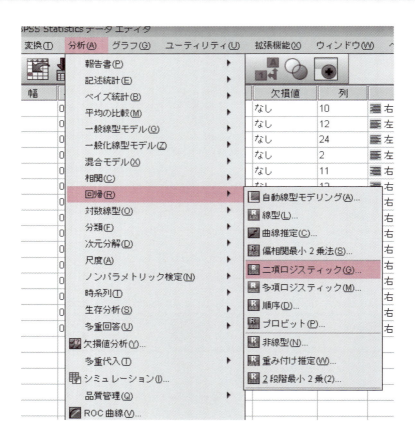

3 傾向スコアの計算

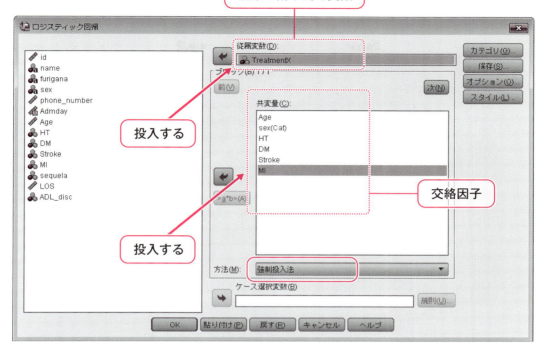

カテゴリをクリック
- カテゴリ変数を右のカテゴリ共変量に移動させ，続行をクリック

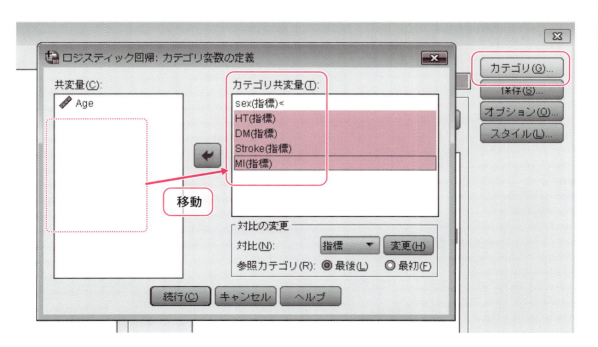

保存をクリック
- 予測値の中の確率にチェックを入れ，続行をクリック

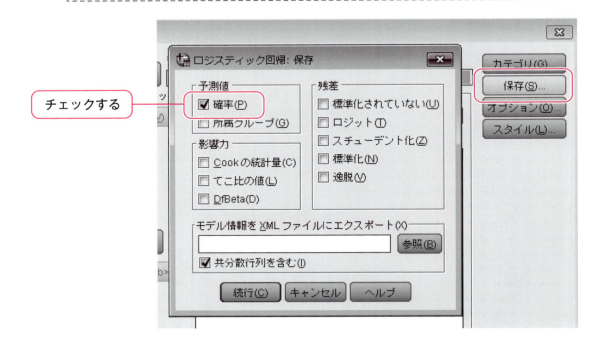

OK をクリックすると，回帰分析が実行される。

変数ビューを開き，PRE_1 という変数が追加されていることを確認する。

この PRE_1 が傾向スコアである。

（2） ROC 曲線

予測確率 PRE_1 と実際の治療割り当てを比較することで，傾向スコアの推計に使ったロジスティック回帰のモデル識別能を評価する。

分析 > ROC 曲線
- 検定変数に PRE_1 を投入
- 状態変数に TreatmentX を投入
- 状態変数の値は 1 と入力
- 対角参照線および標準誤差と信頼区間にチェックを入れる

3　傾向スコアの計算

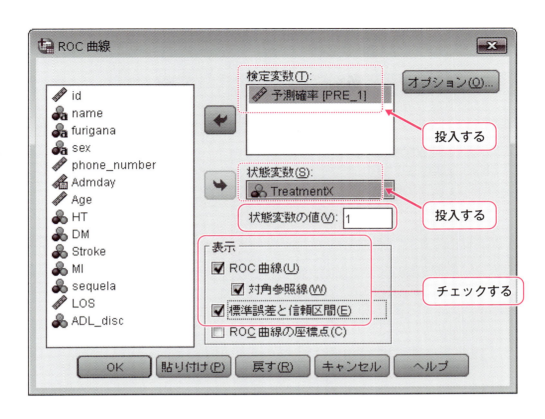

OK をクリックすると ROC 曲線が描出され，c 統計量は曲線の下の面積として出力される。

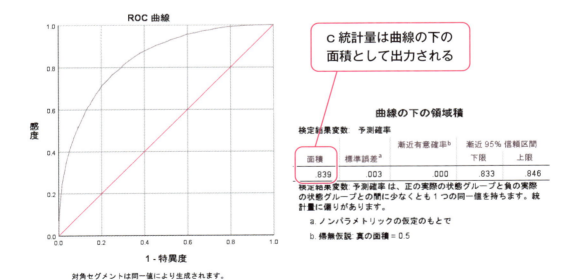

53

（3） 傾向スコアの分布の視覚化

治療群，対照群での傾向スコアの分布を確認する。

> グラフ ＞ 図表ビルダー
> - 画面の左下でヒストグラムを選択
> - 人口ピラミッド型のヒストグラムを上のプレビュー領域へドラッグ＆ドロップ
> - 変数の中から TreatmentX を分割変数へ，PRE_1 を分布変数へドラッグ＆ドロップ

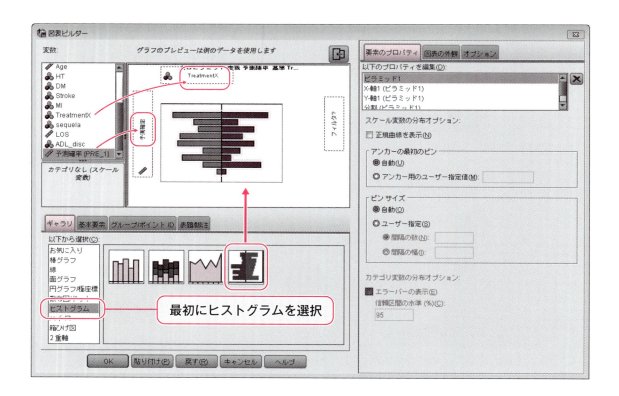

OK をクリックすると，次の図のように，ヒストグラムが出力される。2 群間で傾向スコアの分布は異なるが重なりがあることが確認できる。

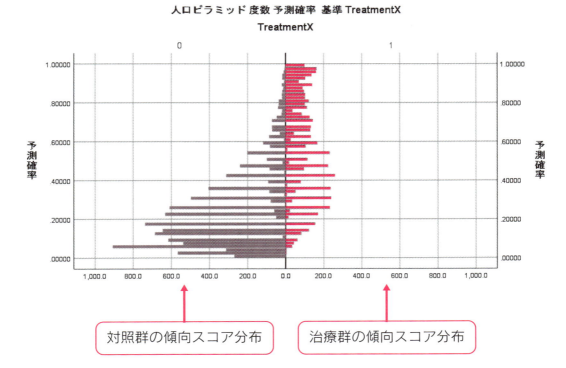

4 傾向スコアによる調整

　傾向スコアを用いて治療効果を分析する方法には，傾向スコアによる調整，逆確率による重み付け，傾向スコア・マッチングなどがある。

　まず，SPSS を用いた傾向スコアによる調整について解説する。治療薬 X のアウトカムに対する影響を推定する回帰分析を行う際，傾向スコアを独立変数の一つとして投入することで調整を行う。

　アウトカムには退院時後遺症の有無と退院時 ADL スコアがある。前者は2値変数，後者は連続変数である。

（1）ロジスティック回帰

　退院時後遺症（sequela）を従属変数とし，治療薬 X（TreatmentX）と傾向スコア（PRE_1）を独立変数とするロジスティック回帰を行う。

分析 > 回帰 > 二項ロジスティック
- 従属変数に sequela を投入
- 共変量に TreatmentX, PRE_1 を投入
- 方法は強制投入法を選択

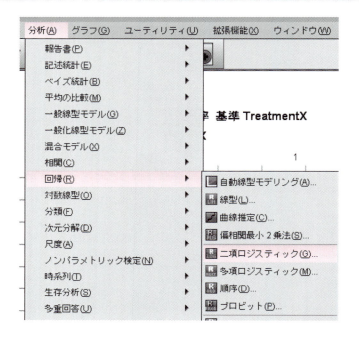

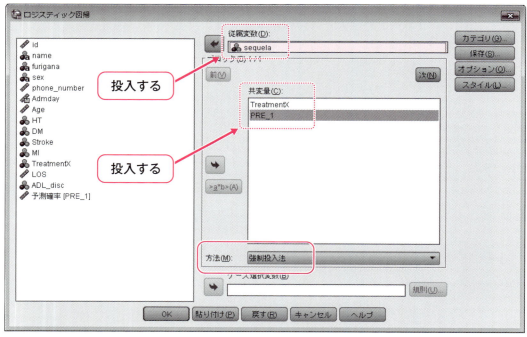

> カテゴリをクリック
> - TreatmentX を右のカテゴリ共変量に移動
> - 参照カテゴリの最初を選択して変更をクリックし，続行をクリック

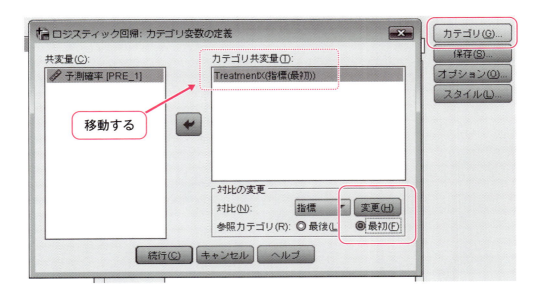

> オプションをクリック
> - Exp（B）の信頼区間にチェックを入れ，続行をクリック

OK をクリックすると回帰分析が実行され，出力ファイルに以下のように表示される．

方程式中の変数

		B	標準誤差	Wald	自由度	有意確率	Exp(B)	EXP(B) の 95% 信頼区間 下限	上限
ステップ 1a	TreatmentX(1)	-.344	.077	19.797	1	.000	.709	.609	.825
	予測確率	.556	.129	18.690	1	.000	1.744	1.355	2.244
	定数	-2.489	.049	2580.544	1	.000	.083		

傾向スコアで調整した治療薬 X のオッズ比は 0.71（95% 信頼区間：0.61-0.83）である．

（2） 重回帰分析

退院時 ADL（ADL_disc）を従属変数とし，治療薬 X（TreatmentX）と傾向スコア（PRE_1）を独立変数とする重回帰分析を行う．

> 分析 ＞ 回帰 ＞ 線形
> - 従属変数に ADL_disc を投入
> - 独立変数に TreatmentX，PRE_1 を投入
> - 方法は強制投入法を選択

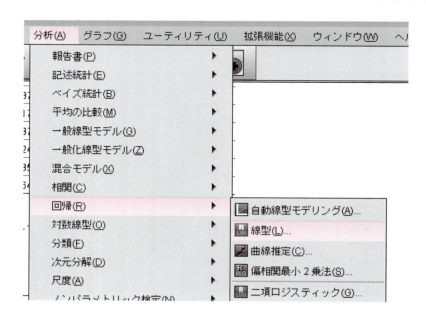

4 傾向スコアによる調整

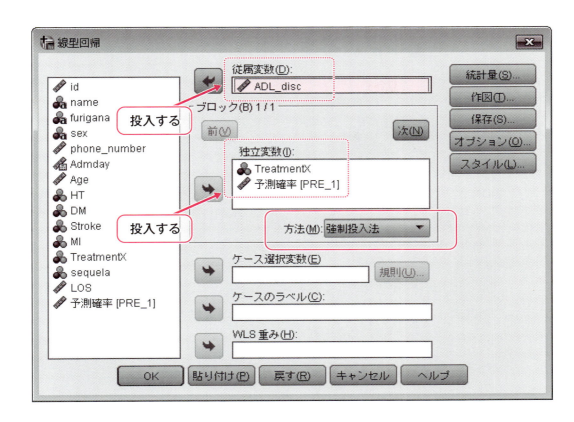

> 統計量をクリック
> - 信頼区間にチェックを入れ，続行をクリック

OKをクリックすると回帰分析が実行され，出力ファイルに以下のように結果が表示される。

係数[a]

モデル		非標準化係数 B	標準誤差	標準化係数 ベータ	t値	有意確率	Bの95.0%信頼区間 下限	上限
1	(定数)	48.805	.107		457.685	.000	48.596	49.014
	TreatmentX	1.535	.167	.076	9.185	.000	1.207	1.862
	予測確率	-21.019	.289	-.602	-72.799	.000	-21.585	-20.454

a. 従属変数 ADL_disc

傾向スコアで調整後，治療薬XはADL退院時スコアを1.5点（95％信頼区間：1.2-1.9点）改善する。

5 逆確率による重み付け

　SPSS を用いて傾向スコアの逆確率による重み付け（inverse probability weighting：IPW）を実施する方法を紹介しよう。

（1）　重み付け係数の計算

　傾向スコア（PS）を用いて重み付け係数（weight）を計算する。

　平均処置効果（average treatment effect：ATE），治療群における平均処置効果（average treatment effect on the treated：ATT）では，重み付け係数の計算方法が異なる。

　ATE の重み付け係数を安定化した係数（stabilized ATE weight）を求めるためには，全体に占める各群の割合を各群の ATE weight にかけて補正すればよい。

	治療群	対照群
ATE weight	1 ／ PS	1 ／（1 − PS）
ATT weight	1	PS ／（1 − PS）
Stabilized ATE weight	p ／ PS	（1 − p）／（1 − PS）

　SPSS による操作は以下の通りである。

① ATE

変換 ＞ 変数の計算

- 目標変数に作成する変数の名称（weight_ATE とする）を入力
- 数式に TreatmentX ／ PRE_1 ＋（1 − TreatmentX）／（1 − PRE_1）　と入力

　　治療を受けていれば TreatmentX ＝ 1であるので1/PS となり，

　　治療を受けていなければ TreatmentX ＝ 0であるので1／（1 − PS）となる

　OK をクリックすると各患者の重み付け係数（weight_ATE）が計算され変数に追加される。

② ATT

変換 ＞ 変数の計算

- 目標変数に作成する変数の名称（weight_ATT とする）を入力
- 数式に TreatmentX ＋（1 − TreatmentX）*PRE_1 ／（1 − PRE_1）　と入力

　　治療を受けていれば TreatmentX ＝ 1であるので1となり，

　　治療を受けていなければ TreatmentX ＝ 0であるので PS／（1 − PS）となる

OKをクリックすると各患者の重み付け係数（weight_ATT）が計算され変数に追加される。

（2）重み付け前後のバランスの確認

重み付け前の治療薬X使用群と非使用群の2群間における交絡因子の分布の比較は，記述統計を用いて行う。

> カテゴリ変数 ： 分析 ＞ 記述統計 ＞ クロス集計表
>
> 連続変数 ： 分析 ＞ 記述統計 ＞ 探索的

重み付け後の2群間の比較は，以下の手順で行う。

> データ ＞ ケースの重み付け
> - ケースの重み付けを選択し，度数変数として weight_ATE などを選択

その後は，重み付け前の場合と同じである。

標準化差（standardized difference）は下記の式により計算できる。

$$d = \frac{|\,p_A - p_B\,|}{\sqrt{\dfrac{p_A(1-p_A) + p_B(1-p_B)}{2}}}$$

$$d = \frac{|\,\bar{x}_A - \bar{x}_B\,|}{\sqrt{\dfrac{s_A{}^2 + s_B{}^2}{2}}}$$

p_A, p_B はそれぞれ治療A群，治療B群におけるカテゴリー変数の割合
$\bar{x}_A$, $\bar{x}_B$ はそれぞれ治療A群，治療B群における連続変数の平均値
$s_A{}^2$, $s_B{}^2$ はそれぞれ治療A群，治療B群における連続変数の分散（＝標準偏差の2乗）

（3） 治療効果の推定

　傾向スコアによる重み付けを行ったうえで，治療薬 X がアウトカムに与える影響を分析する。一般化線形モデル（generalized linear model）を用いる。
　ケースの重み付けを外したうえで，以下を選択する。

> 分析 ＞ 一般化線形モデル ＞ 一般化線形モデル

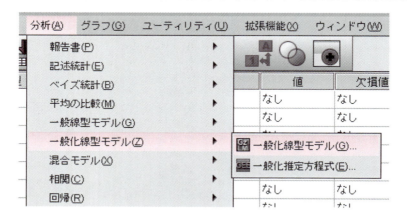

　退院時後遺症（sequela）をアウトカムとする場合は，各タブで下記の設定を行う。

> モデルの種類： 2値ロジスティックを選択

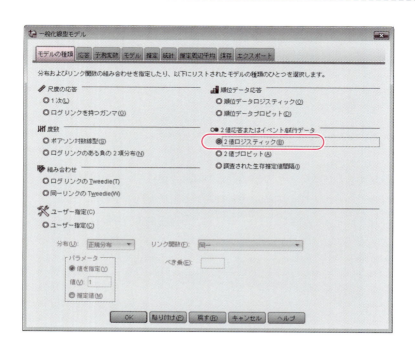

5 逆確率による重み付け

応答： 従属変数に sequela を投入
- 従属変数の種類の参照カテゴリより最初を選択
- 尺度重み付け変数に weight_ATE を投入

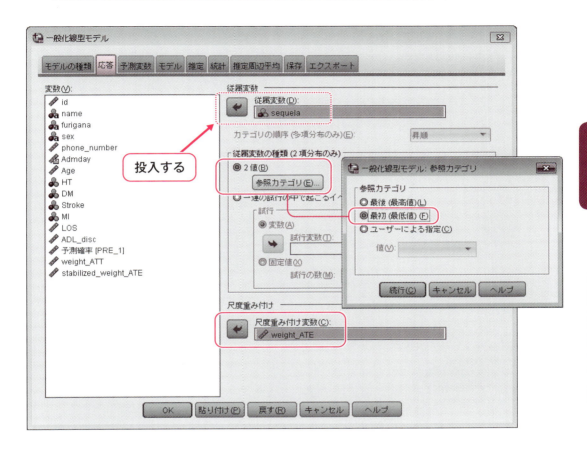

予測変数： 因子に TreatmentX を投入
- オプションより，因子のカテゴリ順序を降順とする

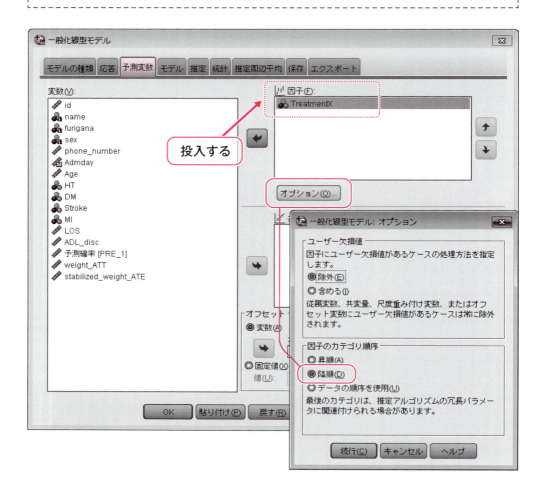

> モデル： TreatmentX を主効果としてモデルへ投入

> 推定： 分散共分散行列は頑健推定量を選択

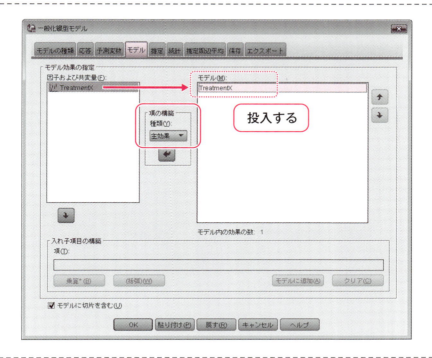

> 統計： 指数パラメータ推定値にチェックを入れる

OKをクリックすると解析が実行され，出力ファイルに以下の結果が表示される。

パラメータ推定値

パラメータ	B	標準誤差	95% Wald 信頼区間		仮説の検定			Exp(B)	Exp (B) の 95% Wald 信頼区間	
			下限	上限	Wald カイ 2 乗	自由度	有意確率		下限	上限
(切片)	-2.232	.0660	-2.362	-2.103	1142.927	1	.000	.107	.094	.122
[TreatmentX=1]	-.399	.0995	-.594	-.204	16.059	1	.000	.671	.552	.816
[TreatmentX=0]	0[a]	.	.	.	.	.	.	1	.	.
(尺度)	1[b]									

従属変数: sequela
モデル: (切片), TreatmentX

治療薬Ｘのオッズ比は0.67（95％信頼区間：0.55-0.82）と計算される。

退院時 ADL（ADL_disc）をアウトカムとする場合は，各タブで下記の設定を行う。

　モデルの種類：　1次を選択

　応　答：　従属変数に ADL_disc を投入

　　　　　　尺度重み付け変数に weight_ATE を投入

　予測変数：　因子に TreatmentX を投入

　　　　　　オプションより，因子のカテゴリ順序を降順とする

　モデル：　TreatmentX を主効果としてモデルへ投入

　推　定：　分散共分散行列は頑健推定量を選択

OK をクリックすると解析が実行され，出力ファイルに以下の結果が表示される。

パラメータ推定値

| パラメータ | B | 標準誤差 | 95% Wald 信頼区間 | | 仮説の検定 | | |
			下限	上限	Wald カイ2乗	自由度	有意確率
(切片)	40.878	.2601	40.369	41.388	24702.474	1	.000
[TreatmentX=1]	1.529	.3457	.852	2.207	19.567	1	.000
[TreatmentX=0]	0[a]	.	.	.	.	.	.
(尺度)	197.161[b]	2.2766	192.749	201.674			

従属変数: ADL_disc
モデル: (切片), TreatmentX

治療薬 X は退院時 ADL を 1.5（95％信頼区間：0.85-2.2）改善する。

6　傾向スコア・マッチング

SPSS の「ケースコントロールの一致」機能を用いて傾向スコア・マッチングを行う。

なお，SPSS の「傾向スコアによる一致」機能は，傾向スコアの算出方法が指定できないなど汎用性が低いため，本書では利用しない。

キャリパー（caliper）を傾向スコアの標準偏差の0.2倍とし，非復元抽出による1対1の最近傍マッチングを行うこととする。

（1）マッチングの実行

はじめに，全集団における傾向スコアの標準偏差を計算する。

> 分析 ＞ 記述統計

傾向スコアの標準偏差は0.277であり，キャリパーはその0.2倍の0.0554とする。ケースコントロールの一致の機能を使ってマッチングを行う。

> データ ＞ ケースコントロールの一致
> - 一致させる変数に PRE_1 を投入
> - 適合の許容度に 0.0554 と入力
> - グループインジケーターに TreatmentX を投入
> - ケース ID に id を投入
> - 一致 ID 変数の名前に matched_id と入力
> - 一致グループ変数の名前に matched_group と入力

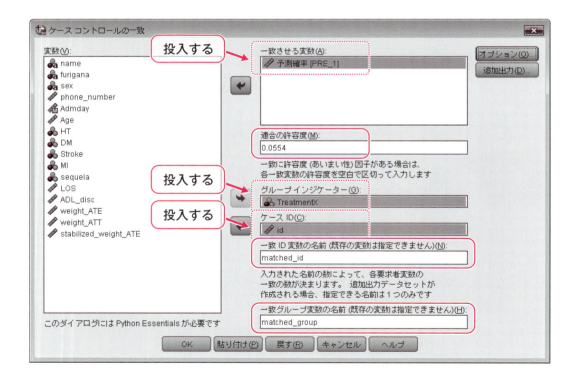

オプションをクリック

- サンプルは置換を行わないを選択
- 完全一致を優先，一致の抽出時にケース順序をランダム化にチェックを入れ続行をクリック

  この際，乱数のシードを入力することで再現性を担保できる（ここでは100とする）

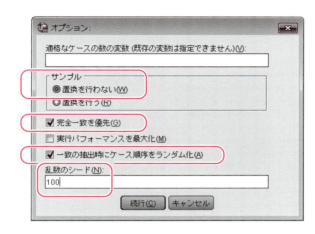

追加出力をクリック

- 一致の新規データセットの作成にチェックを入れる
- 任意のデータセット名を入力し続行をクリック

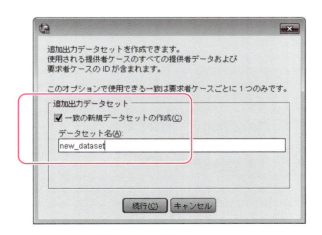

OKをクリックするとマッチングが実行される。

元のデータセットには，治療群の患者のうちマッチした者について，matched_groupに数値が追加され，matched_idにマッチ相手（対照群）のidが格納される。

元のデータセット

TreatmentX	matched_group	matched_id
0		
0		
0		
0		
0		
0		
0		
0		
0		
1	915211730	6785
0		
0		
1	105320976	5704
1	-1367156936	
1	445004957	14864
1	-1750697901	13643
0		
0		
1	1186752063	
1	597968907	
1	-1398602493	14089
1	-1518572889	

id6785 がマッチした

　また，新たに別のデータセットが生成され，対照群の患者のうちマッチした者について，matched_group に数値が追加され matched_id にマッチ相手（治療群）の id が格納される。

新しいデータセット

TreatmentX	matched_group	matched_id
.00	-1057790110	13318
.00	1678714001	11863
.00	-2015949920	5255
.00	-1429754772	2640
.00	451245922	
.00	-1750697901	13071
.00	-1750697901	7347
.00	-1429754772	343
.00	212028085	2415
.00	1617906774	13665
.00	-164313719	11224
.00	-433781264	1935
.00	-1429754772	6795
.00	813343513	7834
.00	1264967617	9460
.00	-476468534	8091
.00	-371489493	8990
.00	-344704124	13918
.00	99133283	13721
.00	-813376432	2396
.00	-1273508835	8558
.00	-1398602493	12377
.00	767639080	6324

id13318 がマッチした

6　傾向スコア・マッチング

これら2つのデータセットを結合する。元のデータセットを開き，

> データ ＞ ファイルの結合 ＞ 変数の追加

新たに作成したデータセットを選択して続行をクリックし，各タブで下記の設定を行う。

> レコード結合方法： キー値に基づいた1対1のマージを選択

第3章

SPSSを用いた傾向スコア分析

71

> 変数： キー変数には id を残し他の変数を左へ移動
> 除外された変数の中から matched_group（＋）と matched_id（＋）を見つけ，名前の変更により変数名をそれぞれ matched_group2, matched_id2 に変更したうえで，含まれる変数に移動させる
> （＊）は元のデータセット由来，（＋）は新たに作成したデータセット由来の変数を意味する

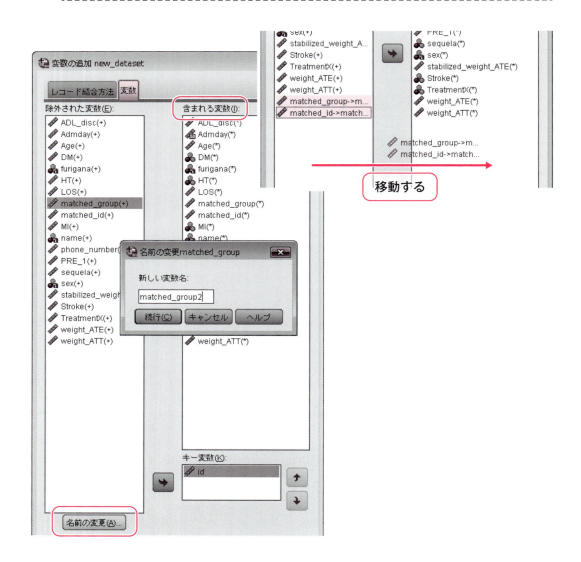

OK をクリックする。

これにより，元のテーブルに新たなテーブル由来の変数が追加され，治療群・対照群ともにマッチ相手の ID が追加された状態となる。

続いて，マッチしたことを示す変数（matched とする）を作成する。

> 変換 > 変数の計算
> - 目標変数に matched と入力
> - 数式に 1 と入力
> - IF をクリックし，IF 条件を満たしたケースを含むを選び
> - matched_id ＞＝ 1 ｜ matched_id2 ＞＝ 1 と入力　　（｜は"or"を意味する）

続行，OK とクリックすると，治療群・対照群とも，マッチされた患者には matched に 1 が格納された状態となる。

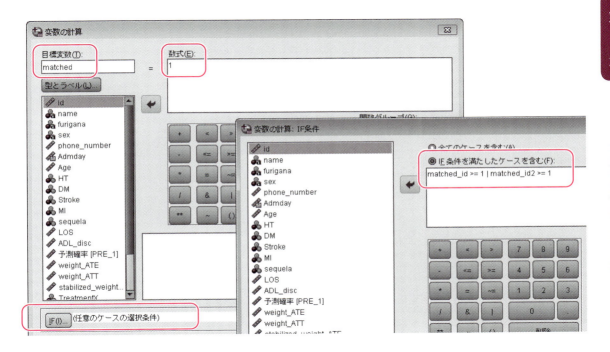

（2）マッチング後のバランスの確認

マッチング後の2群間の比較は，マッチしたケースを選択して実施する。

> データ ＞ ケースの選択
> - IF 条件が満たされるケースを選択
> - IF をクリックし，条件式として matched＝1 と入力

続行，OK とクリックすると，マッチした患者のみを対象とした解析ができる。

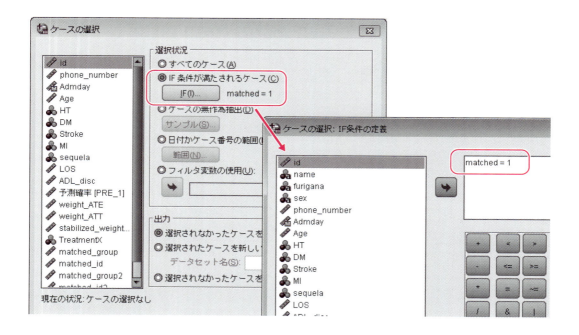

この状態で記述統計を行い，マッチング前後の standardized difference を比較することで，マッチングによりバランスが取れたことが確認できる。

（3） 治療効果の推定

　傾向スコアによるマッチングを行ったうえで治療薬 X がアウトカムに与える影響を分析するには，マッチしたケースを選択した状態で解析を行えばよい。

　退院時後遺症（sequela）の割合を，治療薬 X 使用群と非使用群の 2 群間で，カイ 2 乗検定を用いて比較する。

分析 ＞ 記述統計 ＞ クロス集計表

- 行に sequela を投入
- 列に TreatmentX を投入
- 統計量から，カイ 2 乗にチェックを入れ続行
- セルから，パーセンテージの列にチェックを入れ続行

　OK をクリックすると，出力ファイルに以下の結果が表示される。

sequela と TreatmentX のクロス表

			TreatmentX		
			0	1	合計
sequela	0	度数	3130	3200	6330
		TreatmentX の %	91.0%	93.0%	92.0%
	1	度数	310	240	550
		TreatmentX の %	9.0%	7.0%	8.0%
合計		度数	3440	3440	6880
		TreatmentX の %	100.0%	100.0%	100.0%

カイ 2 乗検定

	値	自由度	漸近有意確率 (両側)	正確な有意確率 (両側)	正確有意確率 (片側)
Pearson のカイ 2 乗	9.683[a]	1	.002		
連続修正[b]	9.408	1	.002		
尤度比	9.707	1	.002		
Fisher の直接法				.002	.001
線型と線型による連関	9.682	1	.002		
有効なケースの数	6880				

退院時後遺症の割合は治療薬 X 使用群で7.0％，非使用群で9.0％であり，前者が有意に低い（p＝0.002）。

　退院時 ADL（ADL_disc）の平均値を，治療薬 X 使用群と非使用群の2群間で，t 検定を用いて比較する。

分析 ＞ 平均の比較 ＞ 独立したサンプルの t 検定

- 検定変数に ADL_disc を投入
- グループ化変数に TreatmentX を投入
- グループの定義から，特定の値を使用を選択し，グループ1に0，グループ2に1を入力し続行

　OK をクリックすると，出力ファイルに以下の結果が表示される。

t 検定

グループ統計量

	TreatmentX	度数	平均値	標準偏差	平均値の標準誤差
ADL_disc	0	3440	39.94	8.828	.151
	1	3440	41.29	8.988	.153

独立サンプルの検定

		等分散性のための Levene の検定		2 つの母平均の差の検定					
		F 値	有意確率	t 値	自由度	有意確率 (両側)	平均値の差	差の標準誤差	差の 95% 信頼区間 下限	上限
ADL_disc	等分散を仮定する	9.174	.002	-6.273	6878	.000	-1.347	.215	-1.768	-.926
	等分散を仮定しない			-6.273	6875.781	.000	-1.347	.215	-1.768	-.926

　退院時 ADL スコアの平均は治療薬 X 使用群で41.3，非使用群で39.9であり，前者が有意に高い（p＜0.001）。

II 実践編

第4章

Stataを用いた傾向スコア分析

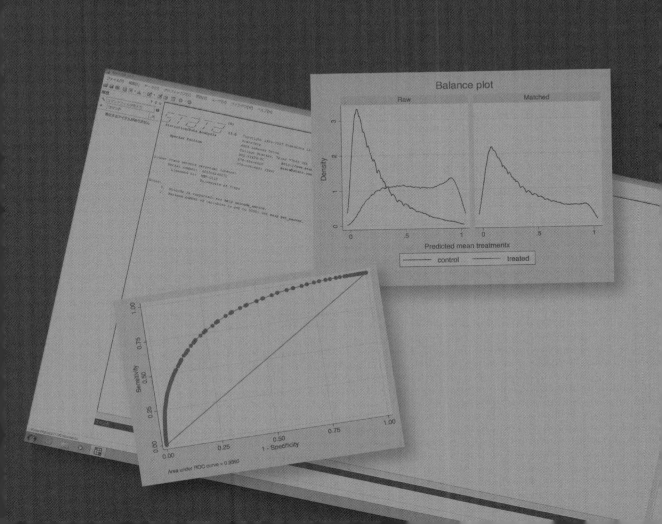

1 Stata の概要

（1） Stata とは

　　Stata は，有償の統計ソフトウェアのなかでは比較的安価で入手できる。日本の代理店である LightStone 社から購入できる。Windows と MacOS のどちらでも安定で軽快に動作する。バージョン 14 からは日本語を含むあらゆるテキスト処理が自由にできるようになった。

　　Stata の便利なところは，help 機能が充実している点である。

　　"help コマンド名"と入力するだけで，各コマンドの help 画面を参照でき，具体的なコマンド・スクリプトの実例を見ることができる。

　　R と同様にユーザーコミュニティが活発で，ユーザーが開発した最新の統計解析パッケージを簡単に利用することができる。

　　以下のようなお役立ちサイト（英語）もある。

UCLA のサイト　　　https://stats. idre. ucla. edu/stata/

Stata の FAQ　　　　https://www. stata. com/support/faqs/

Stata の forum　　　https://www. statalist. org/forums/

　　本章では，Windows にインストールされた Stata 15.0 を使用する。

（2） Stata の操作画面

　　Stata を起動した画面を示す。バージョン 14 からは，複数ウインドウがあたかも 1 つのウインドウのように表示されるようになった。

　　メニューバー，結果ウインドウ，コマンドウインドウの 3 つが重要である。

　　Stata は，Graphical User Interface（GUI）というマウスを主に使った操作と，Character User Interface（CUI）というコマンドを文字入力して実行する操作の両方が可能である。新しいコマンドなどに慣れるまでは，メニューバーからマウスを用いてコマンドを選択し実行する GUI 操作がよいであろう。Stata では，マウスで実行した GUI 操作も結果ウインドウにコマンドとしてテキスト表示される。

　　本章では CUI 操作を中心に解説する。

1 Stataの概要

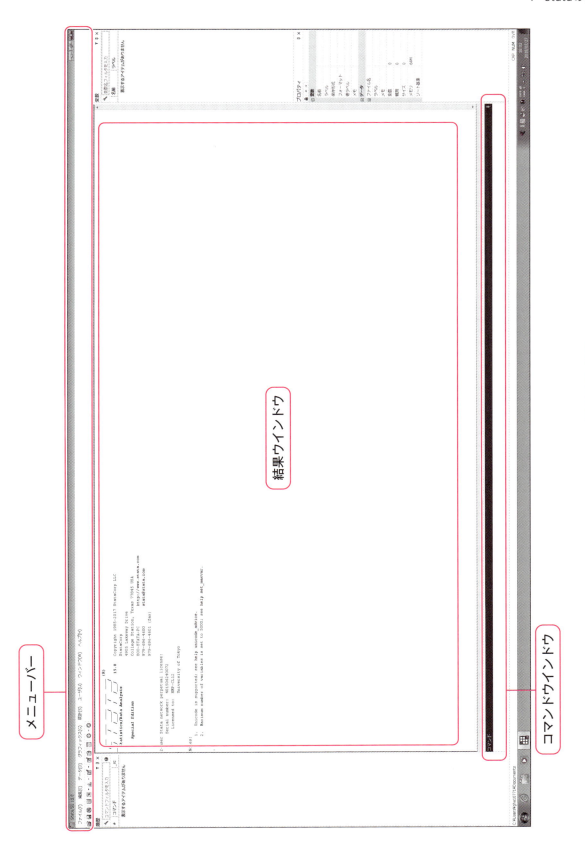

第4章 Stataを用いた傾向スコア分析

2 データの読み込みと確認

（1） サンプル・データセット

それでは，Stata による傾向スコア分析の実践的な方法について解説しよう。

その前に，まずサンプル・データセットを読み込む。以下の URL（読者サポートページ）から，ファイル名 "PSbook_data.csv" というデータセットをダウンロードする（P11参照）。

https://ssl.kanehara-shuppan.co.jp/support-top/pscore/

このデータセットは架空のある疾患で入院した15,000人のデータであり，1行が1入院の情報になっている。

主な変数の説明は以下の通りである。

id	患者 id	Stroke	脳卒中の既往（1：あり，0：なし）
sex	性別（"女","男"）	MI	心筋梗塞の既往（1：あり，0：なし）
Age	入院時年齢	TreatmentX	治療薬 X の使用（1：あり，0：なし）
HT	高血圧（1：あり，0：なし）	sequela	退院時後遺症（1：あり，0：なし）
DM	糖尿病（1：あり，0：なし）	ADL_disc	退院時 ADL スコア（0〜100の連続変数）

sex，Age，HT，DM，Stroke，MI が交絡因子，TreatmentX が治療の割り当て変数，sequela と ADL_disc がアウトカムに相当する。

研究仮説は「ある疾患に対して治療薬 X を使用するとアウトカムが改善する」。

リサーチクエスチョンを PECO にまとめる。

P (patients)	ある疾患によって入院した患者
E (exposure)	治療薬 X を使用
C (control)	治療薬 X を使用しない
O (outcome)	退院時後遺症の有無，退院時 ADL スコア

（2）データの読み込み

1）コピー＆ペーストによる読み込み

CSV形式のファイルをMicrosoft Excelで開き，シート全体をコピーする。

次にStataを開き，メニューバーの左から8番目（下図の〇）のデータエディタ（鉛筆マークが描かれたアイコン）をクリックし，新しいデータエディタ画面を立ち上げる。

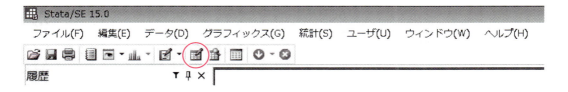

データエディタの一番左上のセルをクリックする。

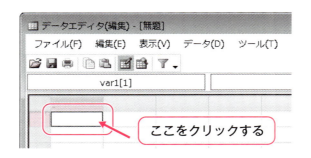

WindowsならばCtrl+V，Macならばcommand+Vでペーストする。先頭行が変数名かどうかを尋ねるウインドウが開くため，"変数名"を選択する。15,000件と比較的大きなデータにもかかわらず，コピー＆ペーストで簡単に読み込める。

2）ファイルのインポート

Excelでも開けないような巨大なデータは，ファイルのインポートを行う。

① マウスを用いてメニューバーから，ファイル＞インポート＞テキストデータ（デリミタ，.csv等）を選ぶ。

② 新しいウインドウが立ち上がる。インポートするファイル（今回はPSbook_data.csv）を参照ボタンで選択する。

③ 「デリミタ」は"カンマ"，「第一行を変数名として使用する」は"常に使用"，「テキストのエンコード」は"日本語（Shift JIS）"を選択する。プレビュー画面で日本語の文字化けがないかを確認する。

④ その他は初期設定（データ内，規定，小文字，自動）のままでよい。

⑤ 設定が終了したらOKをクリックし，読み込みを実行する。

結果ウインドウに以下のように表示される。

```
import delimited "PSbook_data.csv",encoding(shift_jis)
(15 vars,15,000 obs)
```

（3） データの確認

メニューバー左から9番目のデータブラウザ・アイコンをクリックすることにより，データを確認できる。

数値は黒字，文字列は赤字で表示されている。

データを読み込んだ段階では，まだ保存されていない。メニューバーからファイル＞名前を付けて保存をクリックし，Stata形式（拡張子 .dta）でデータを保存する（ここでは"PSbook_data.dta"とした）。

"sex"という文字列変数には"女"または"男"と入力されている。

文字列データは，そのままでは解析に用いることができないため，"男" = 1，"女" = 0，と変換した"male"という新しい数値変数を作成する。

```
gen male=.
replace male=0 if sex=="女"
replace male=1 if sex=="男"
```

3 傾向スコアの計算

（1） ロジスティック回帰による傾向スコアの計算

ロジスティック回帰モデルや重回帰モデルなどを総称して，一般化線形モデル（generalized linear model）という。Stata は glm コマンドで一般化線形モデルを実行できる。

```
glm 従属変数 独立変数,family(従属変数の分布) link(リンク関数) eform
```

独立変数を複数投入する場合は，単に変数名を羅列すればよい。変数間に半角スペースを挿入する。

「従属変数の分布」は，2値であればbinomial，正規分布であればgaussianを指定する。「リンク関数」は，ロジスティック回帰では"logit"，重回帰の場合は"identity"を指定する。eformは，結果をオッズ比で表示する際に指定するオプションである。

```
glm treatmentx age male ht dm stroke mi,family(binomial) link(logit) eform
```

ロジスティック回帰により傾向スコアを計算する。predictコマンドによって傾向スコアが算出され，propensity_scoreという新しい変数が作成される。

```
predict propensity_score
```

（2） ROC曲線

roctabはROC曲線を描くためのコマンドである。

```
roctab treatmentx propensity_score, graph sum
```

graphオプションを追加することでROC曲線が描画される。

sumオプションによってc統計量とその95％信頼区間が計算される。

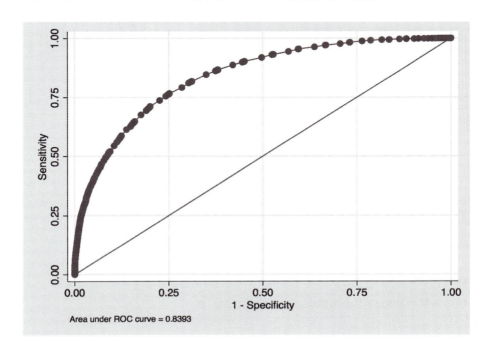

（3） 傾向スコアの分布の視覚化

下記のコマンドを入力し実行してみよう。改行は入れずに1行で入力する。

色の指定やx軸，y軸のタイトル，範囲，ヒストグラム全体のタイトルなどをオプションで指定可能である。詳細は help hist で確認できる。

```
twoway(hist propensity_score if treatment== 0 ,bin(20) start(0)
color(red%30) freq)(hist propensity_score if treatment== 1 ,bin(20)
start(0)color(green%30) freq),legend(order(1 "Control" 2 "TreatmentX
"))title("Distribution of Propensity Score")
```

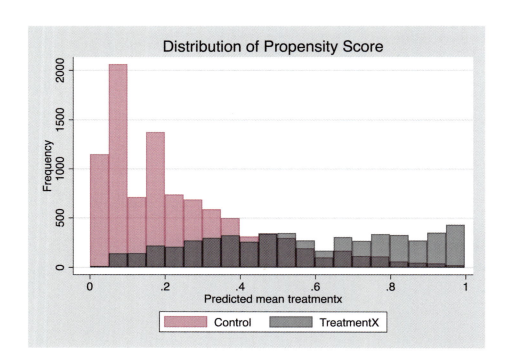

4　傾向スコアによる調整

傾向スコアを用いて治療効果を分析する方法には，傾向スコアによる調整，逆確率による重み付け，傾向スコア・マッチングなどがある。

4　傾向スコアによる調整

　まず，Stata を用いた傾向スコアによる調整について解説する。治療薬 X のアウトカムに対する影響を推定する回帰分析を行う際，傾向スコアを独立変数の一つとして投入することで調整を行う。

　アウトカムには退院時後遺症の有無と退院時 ADL スコアがある。前者は2値変数，後者は連続変数である。

（1）ロジスティック回帰

　退院時後遺症（sequela）を従属変数とし，治療薬 X（treatmentx）と傾向スコア（propensity_score）を独立変数とするロジスティック回帰を行う。

```
glm sequela treatmentx propensity_score,family(binomial) link(logit) eform
```

　結果ウインドウに以下のように表示される。

```
. glm sequela treatmentx propensity_score, family(binomial) link(logit) eform

Iteration 0:    log likelihood = -4365.8567
Iteration 1:    log likelihood = -4271.3182
Iteration 2:    log likelihood = -4271.0661
Iteration 3:    log likelihood = -4271.0661

Generalized linear models                       No. of obs       =      15,000
Optimization     : ML                           Residual df      =      14,997
                                                Scale parameter  =           1
Deviance         =  8542.132104                 (1/df) Deviance  =    .5695894
Pearson          =  15001.18499                 (1/df) Pearson   =    1.000279

Variance function: V(u) = u*(1-u)               [Bernoulli]
Link function    : g(u) = ln(u/(1-u))           [Logit]

                                                AIC              =    .5698755
Log likelihood   = -4271.066052                 BIC              =   -135666.1
```

sequela	Odds Ratio	OIM Std. Err.	z	P>|z|	[95% Conf. Interval]	
treatmentx	.7088547	.0548205	-4.45	0.000	.6091553	.8248717
propensity_score	1.743697	.2242577	4.32	0.000	1.355181	2.243594
_cons	.0829561	.0040653	-50.80	0.000	.0753589	.0913192

Note: _cons estimates baseline odds.

　治療薬 X のオッズ比は0.71（95%信頼区間：0.61-0.82）である。

第4章

Stataを用いた傾向スコア分析

（2）　重回帰分析

退院時 ADL（adl_disc）を従属変数とし，治療薬 X（treatmentx）と傾向スコア（propensity_score）を独立変数とする重回帰分析を行う。

```
glm adl_disc treatmentx propensity_score,family(gaussian) link(identity)
```

結果ウインドウに以下のように表示される。

```
. glm adl_disc treatmentx propensity_score, family(gaussian) link(identity)

Iteration 0:    log likelihood = -35882.824

Generalized linear models                     No. of obs      =      15,000
Optimization     : ML                         Residual df     =      14,997
                                              Scale parameter =    7.005528
Deviance         =    105061.9015             (1/df) Deviance =    7.005528
Pearson          =    105061.9015             (1/df) Pearson  =    7.005528

Variance function: V(u) = 1                   [Gaussian]
Link function    : g(u) = u                   [Identity]

                                              AIC             =    4.784777
Log likelihood   = -35882.82435               BIC             =   -39146.33
```

adl_disc	Coef.	OIM Std. Err.	z	P>|z|	[95% Conf. Interval]	
treatmentx	1.479124	.0551652	26.81	0.000	1.371002	1.587246
propensity_score	-20.84274	.095332	-218.63	0.000	-21.02958	-20.65589
_cons	48.78615	.0352084	1385.64	0.000	48.71714	48.85516

傾向スコアで調整後，治療薬 X は退院時 ADL スコアを1.5点（95％信頼区間：1.4-1.6点）改善する。

5 逆確率による重み付け

Stataを用いて傾向スコアの逆確率による重み付け（inverse probability weighting：IPW）を実施する方法を紹介しよう。

(1) 重み付け係数の計算

傾向スコア（propensity_score）を用いて重み付け係数（weight）を計算する。

平均処置効果（average treatment effect：ATE），治療群における平均処置効果（average treatment effect on the treated：ATT）では，重み付け係数の計算方法が異なる。

ATEの重み付け係数を安定化した係数（stabilized ATE weight）を求めるためには，全体に占める各群の割合を各群のATE weightにかけて補正すればよい。

	治療群	対照群
ATE weight	1 / propensity_score	1 / (1 − propensity_score)
ATT weight	1	propensity_score / (1 − propensity_score)
Stabilized ATE weight	p / propensity_score	(1 − p) / (1 − propensity_score)

それぞれ以下のコマンドにより計算できる。

```
* ATE weight
gen weight_ate= treatmentx / propensity_score+(1 - treatmentx)/(1
 - propensity_score)
* ATT weight
gen weight_att= treatmentx+(1 - treatmentx)*(propensity_score /(1
 - propensity_score))
* Stabilized ATE weight
egen constant=mean(treatmentx)
gen stabilized_weight_ate= treatmentx * constant / propensity_score
+(1 - treatmentx)*(1 - constant)/(1 - propensity_score)
```

egenコマンドは，mean, median, max, min, sumといった関数を含む式を右辺に使うことができる。

（2）重み付け前後のバランスの確認

pbalchk パッケージを用いて標準化差（standardized difference）を計算できる。

pbalchk パッケージのインストールは，下記の URL をコマンドウインドウに直接入力して実行する。

```
net from http://personalpages.manchester.ac.uk/staff/mark.lunt
```

結果ウインドウに以下のように表示される。

```
. net from http://personalpages.manchester.ac.uk/staff/mark.lunt

http://personalpages.manchester.ac.uk/staff/mark.lunt/
Stata programs developed by Mark Lunt


Here are some programs I have developed for data analysis and
management in stata. I would appreciate being informed of any
problems you may have with this software, and particularly the help
files (at mark.lunt@manchester.ac.uk).



DIRECTORIES you could -net cd- to:
    stats              Statistical Modelling in Stata Course

PACKAGES you could -net describe-:
    tvc_merge          Merging files of time-varying covariates
    propensity         Suite of programs for propensity analysis
    pbalchk            Check covariate balance achieved by a propensity score
    prop_sel           Balance covariates to given precision via propensity score
    optmatch           Optimal Matching
    loghockey          Piecewise Linear ("Hockey-Stick") regression
    nscores            Transform to and from normal scores
    dr                 Doubly Robust Estimation
    add_int            Measures of interaction on an additive scale
    idi                Indices of improvement in discrimination
```

pbalchk をインストールするには，上図の丸く囲った部分をクリックする。

新しいウインドウが表示されるので，click here to install という表記をクリックしインストールを進める。

重み付けをする前の，独立変数のバランスを確認しよう。

```
pbalchk treatmentx age male ht dm stroke mi
```

結果ウインドウに以下のように表示される。

```
. pbalchk treatmentx age male ht dm stroke mi

                Mean in treated    Mean in Untreated    Standardised diff.

          age         79.35             72.59                  1.353
         male          0.60              0.60                 -0.004
           ht          0.47              0.12                  0.831
           dm          0.29              0.05                  0.674
       stroke          0.16              0.01                  0.560
           mi          0.21              0.03                  0.580
```

Standardized difference の絶対値が0.1未満は"male"のみである。

次に，重み付けした後の，独立変数のバランスを確認しよう。

```
pbalchk treatmentx age male ht dm stroke mi,w(weight_ate)
```

結果ウインドウに以下のように表示される。

```
. pbalchk treatmentx age male ht dm stroke mi, w(weight_ate)

                Mean in treated    Mean in Untreated    Standardised diff.

          age         75.69             75.48                  0.043
         male          0.59              0.59                  0.001
           ht          0.27              0.28                 -0.016
           dm          0.15              0.16                 -0.026
       stroke          0.07              0.08                 -0.051
           mi          0.10              0.11                 -0.032
```

重み付け後は2群のバランスが取れている。

（3）治療効果の推定

　　傾向スコアによる重み付けを行ったうえで，治療薬Xがアウトカムに与える影響を分析する。glm コマンドにより一般化線形モデルを用いる。[aweight= 重み付け係数]で重み付け係数を指定する。ここでは平均処置効果（ATE）を推定するために，weight_ate を指定する。

robust分散を計算するためにvce(robust)オプションを指定する。

＊ 退院時後遺症に対するATE

```
glm sequela treatmentx [aweight= weight_ate],family(binomial)
link(logit) vce(robust) eform
```

結果ウインドウに以下のように表示される。

```
. glm sequela treatmentx [aweight = weight_ate], family(binomial) link(logit) vce(robust) eform
(sum of wgt is 29,645.375805974)

Iteration 0:    log pseudolikelihood = -4358.3211
Iteration 1:    log pseudolikelihood = -4259.3146
Iteration 2:    log pseudolikelihood = -4258.8623
Iteration 3:    log pseudolikelihood = -4258.8622

Generalized linear models                    No. of obs        =     15,000
Optimization     : ML                        Residual df       =     14,998
                                             Scale parameter   =          1
Deviance         =  8517.724355              (1/df) Deviance   =   .567924
Pearson          =  14999.99812              (1/df) Pearson    =  1.000133

Variance function: V(u) = u*(1-u)            [Bernoulli]
Link function    : g(u) = ln(u/(1-u))        [Logit]

                                             AIC               =   .568115
Log pseudolikelihood = -4258.862178          BIC               = -135700.1
```

sequela	Odds Ratio	Robust Std. Err.	z	P>|z|	[95% Conf. Interval]	
treatmentx	.6711196	.0667917	-4.01	0.000	.5521868	.8156689
_cons	.1072887	.0070843	-33.81	0.000	.0942646	.1221122

Note: _cons estimates baseline odds.

治療薬Xのオッズ比は0.67（95％信頼区間：0.55-0.82）と計算される。

＊ 退院時ADLに対するATE

```
glm adl_disc treatmentx [aweight= weight_ate],family(gaussian)
link(identity) vce(robust)
```

結果ウインドウに次のように表示される。

5　逆確率による重み付け

```
. glm adl_disc treatmentx [aweight = weight_ate], family(gaussian) link(identity) vce(robust)
(sum of wgt is 29,645.375805974)

Iteration 0:   log pseudolikelihood = -49566.117

Generalized linear models                      No. of obs      =      15,000
Optimization     : ML                          Residual df     =      14,998
                                               Scale parameter =    43.42659
Deviance         =   651311.9375               (1/df) Deviance =    43.42659
Pearson          =   651311.9375               (1/df) Pearson  =    43.42659

Variance function: V(u) = 1                    [Gaussian]
Link function    : g(u) = u                    [Identity]

                                               AIC             =    6.609082
Log pseudolikelihood = -49566.1167             BIC             =    507094.1
```

adl_disc	Coef.	Robust Std. Err.	z	P>|z|	[95% Conf. Interval]	
treatmentx	1.509874	.3716127	4.06	0.000	.781527	2.238222
_cons	40.7518	.3401433	119.81	0.000	40.08513	41.41847

治療薬 X は退院時 ADL を 1.5（95％信頼区間：0.78-2.2）改善する。

（4）teffects を用いた逆確率による重み付け

Stata バージョン 13 から，teffects コマンドが実装された。teffects コマンドは傾向スコア分析に有用である。

teffects コマンドを用いた IPW によって平均処置効果（ATE）の推定を行うための基本書式は，以下の通りである。

```
teffects ipw （アウトカム変数）(割り当て変数  交絡因子)
```

teffects コマンドはデフォルトで robust 分散を計算する。

atet オプションを付けると，「治療群における平均処置効果（ATT）」を計算できる。

```
teffects ipw （アウトカム変数）(割り当て変数  交絡因子),atet
```

注意すべき点として，teffects ipw コマンドでは，ロジスティック回帰によるオッズ比を示すことはできない。また，stabilized IPW は実施できない。

第4章

Stataを用いた傾向スコア分析

91

重み付け前後の standardized difference は，`tebalance sum` コマンドで確認できる。視覚的にバランスを確認するには，`tebalance density` コマンドを使用する。

```
teffects ipw (adl_disc)(treatmentx age male ht dm stroke mi)
tebalance sum
tebalance density propensity_score
```

結果ウインドウに以下のように表示される。

```
. teffects ipw (adl_disc) (treatmentx age male ht dm stroke mi)

Iteration 0:   EE criterion =  8.235e-22
Iteration 1:   EE criterion =  8.927e-30

Treatment-effects estimation            Number of obs     =     15,000
Estimator      : inverse-probability weights
Outcome model  : weighted mean
Treatment model: logit
```

adl_disc	Coef.	Robust Std. Err.	z	P>|z|	[95% Conf. Interval]	
ATE						
treatmentx						
(1 vs 0)	1.509876	.3093895	4.88	0.000	.9034834	2.116268
POmean						
treatmentx						
0	40.7518	.3053312	133.47	0.000	40.15336	41.35023

```
. tebalance sum

Covariate balance summary
```

	Raw	Weighted
Number of obs =	15,000	15,000.0
Treated obs =	5,347	7,145.9
Control obs =	9,653	7,854.1

	Standardized differences Raw	Weighted	Variance ratio Raw	Weighted
age	1.352635	.0360863	.8674952	.7112911
male	-.0044287	.0011866	1.001938	.9995573
ht	.8309397	-.0153484	2.339746	.984503
dm	.6738101	-.0261166	4.303933	.9504911
stroke	.5602772	-.0519713	12.17223	.847902
mi	.5799292	-.032289	5.607352	.9221015

92

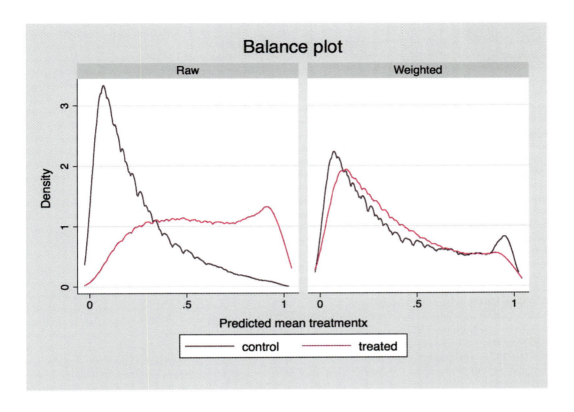

6 傾向スコア・マッチング

（1） マッチングの実行

　　psmatch2 は，傾向スコア・マッチングを行うための Stata のパッケージである。公式のパッケージではなく，ユーザーが作成し公開しているパッケージであり，Boston College Statistical Software Components（SSC）archive に収載されている。

　　psmatch2 をインストールするには，インターネット接続されている状態で，コマンドウインドウに下記のコマンドを入力し実行する。

```
ssc install psmatch2
```

SSC archive からユーザー作成コマンドをインストール可能である。

　　Stata による傾向スコア・マッチングの基本書式は以下の通りである。

```
psmatch2 割り当て変数 交絡因子,outcome(アウトカム変数) neighbor(n)
caliper(数値) noreplacement
```

　　"neighbor(n)" は，「1：n の最近傍マッチングをする」という意味である。psmatch2 は復元抽出がデフォルトとなっている。非復元抽出に変更するには，"noreplacement" オプションを付ける。ただしこのオプションを付けられるのは1：1マッチングだけである。

```
psmatch2 treatmentx age male ht dm stroke mi,outcome(sequela)
neighbor(1) noreplacement
```

　　傾向スコアの算出のためにキャリパーを指定していない上記コマンドの実行が必要である。実行するとキャリパーを指定していない結果が出力される。"caliper(数値)" オプションによって，キャリパーを指定できる。キャリパーの値として「傾向スコアの標準偏差の0.2倍」がよく用いられる。psmatch2 コマンドはこの値を自動計算しないため，次ページの通りあらかじめ計算しておく必要がある。

6　傾向スコア・マッチング

```
qui capture sum _pscore
qui capture local precal= r(sd)
qui capture local cal=`precal' * 0.2
```

qui captureは結果を出力しないためのコマンドで，psmatch2が計算した傾向スコア（_pscore）を利用している。キャリパー（"cal"というローカル変数に格納）が計算できたため最終的に次のコマンドが実行できる。

```
psmatch2 treatmentx age male ht dm stroke mi,outcome(sequela)
neighbor(1) caliper(`cal') noreplacement
```

結果ウインドウに以下のように表示される。

```
. psmatch2 treatmentx age male ht dm stroke mi, outcome(sequela) neighbor(1) caliper(`cal') noreplacement

Probit regression                         Number of obs   =      15,000
                                          LR chi2(6)      =     5545.00
                                          Prob > chi2     =      0.0000
Log likelihood = -6997.8733               Pseudo R2       =      0.2838

  treatmentx |      Coef.   Std. Err.      z    P>|z|     [95% Conf. Interval]
-------------+----------------------------------------------------------------
         age |   .1368065   .0029519    46.34   0.000     .1310208    .1425922
        male |   -.000845   .0248147    -0.03   0.973    -.0494809    .0477909
          ht |    .230627   .0332764     6.93   0.000     .1654065    .2958474
          dm |   .2156231   .0453544     4.75   0.000     .1267301     .304516
      stroke |   .5749795   .0632526     9.09   0.000     .4510067    .6989523
          mi |   .0635958   .0533538     1.19   0.233    -.0409757    .1681673
       _cons |  -10.87181   .2222538   -48.92   0.000    -11.30742    -10.4362

-------------+----------------------------------------------------------------
    Variable     Sample |    Treated     Controls   Difference         S.E.   T-stat
-------------+----------------------------------------------------------------
     sequela  Unmatched | .075369366   .086915985  -.011546619    .004697297   -2.46
                    ATT | .070129108   .096244131  -.026115023    .006683595   -3.91
----------------------------------------------------------------------------------
Note: S.E. does not take into account that the propensity score is estimated.

psmatch2:   | psmatch2: Common
Treatment   |      support
assignment  | Off suppo  On suppor |     Total
------------+----------------------+----------
  Untreated |        0      9,653  |     9,653
    Treated |    1,939      3,408  |     5,347
------------+----------------------+----------
      Total |    1,939     13,061  |    15,000
```

psmatch2のオプションにpscore（傾向スコアの変数名）を追加することで，第3章のように自分で計算した傾向スコアを利用することも可能である。詳細はpsmatch2のhelpを参照されたい。

第4章　Stataを用いた傾向スコア分析

95

（2）マッチング後のバランスの確認

　psmatch2コマンドを実行すると，_weight, _id, _treatedという名称の変数が新たに作成される。これらを利用して，マッチされなかったケースを除外し，マッチされた症例のみを選択する。

　1:nマッチングの場合は，_weightの調整が必要である。例えば1:4マッチングの場合は，次の2行を追加する。1:1マッチングの場合，次の2行は省略できる。

```
replace _weight= _weight * 4 if _treated== 0
expand _weight
```

次のコマンドでマッチされなかったケースを除外する。

```
drop if _weight==.
```

　独立変数の群間のバランスを確認しよう（pbalchkコマンドについては，P88を参照）。

```
pbalchk treatmentx age male ht dm stroke mi
```

結果ウインドウに以下のように表示される。

. pbalchk treatmentx age male ht dm stroke mi

	Mean in treated	Mean in Untreated	Standardised diff.
age	76.81	77.05	-0.064
male	0.63	0.60	0.068
ht	0.27	0.29	-0.046
dm	0.12	0.13	-0.039
stroke	0.04	0.03	0.041
mi	0.07	0.08	-0.049

　すべての独立変数についてstandardized differenceの絶対値は0.1を下回っている。すなわち独立変数の両群間でのバランスは取れている。

（3）治療効果の推定

　マッチ後の両群間で退院時後遺症の割合を比較するカイ二乗検定とFisherの正確確率検定を実施する。以下は，1:1マッチングでの検討となる。

　傾向スコアによるマッチングを行ったうえで治療薬Xがアウトカムに与える影響を分析するには，マッチしたケースを選択した状態で解析を行えばよい。

　`drop if _weight==.` を実行した状態で，下記のコマンドを実行する。

```
tab sequela treatmentx ,col chi2 exact
```

結果ウインドウに以下のように表示される。

```
. tab sequela treatmentx ,col chi2 exact
```

Key
frequency *column percentage*

sequela	TreatmentX 0	1	Total
0	3,080 90.38	3,169 92.99	6,249 91.68
1	328 9.62	239 7.01	567 8.32
Total	3,408 100.00	3,408 100.00	6,816 100.00

```
         Pearson chi2(1) =  15.2376   Pr = 0.000
         Fisher's exact =                  0.000
 1-sided Fisher's exact =                  0.000
```

　TreatmentX群の方が有意に退院時後遺症が少ない（7.0% vs 9.6%，$p < 0.001$）。

次に，マッチ後の両群間で退院時 ADL スコア（ADL_disc）の平均値を比較する t 検
定を行う。

```
ttest adl_disc,by(treatmentx)
```

結果ウインドウに以下のように表示される。

```
. ttest adl_disc, by(treatmentx)

Two-sample t test with equal variances
```

Group	Obs	Mean	Std. Err.	Std. Dev.	[95% Conf. Interval]	
0	3,408	39.88556	.0740135	4.320767	39.74045	40.03068
1	3,408	41.67107	.0673757	3.933266	41.53897	41.80317
combined	6,816	40.77832	.0511953	4.226632	40.67796	40.87867
diff		-1.785505	.1000874		-1.981707	-1.589302

```
    diff = mean(0) - mean(1)                            t = -17.8395
Ho: diff = 0                            degrees of freedom =     6814

    Ha: diff < 0               Ha: diff != 0                Ha: diff > 0
 Pr(T < t) = 0.0000       Pr(|T| > |t|) = 0.0000       Pr(T > t) = 1.0000
```

治療群の方が有意に退院時 ADL スコアの平均値が高い（41.7点 vs 39.9点，p<
0.001）。

（4）teffects を用いた傾向スコア・マッチング

teffects コマンドを用いても，傾向スコア・マッチングを実施可能である。

> teffects psmatch（アウトカム変数）(割り当て変数　交絡因子)

デフォルトで robust 分散を計算する。

マッチング前後の独立変数のバランス確認には tebalance sum コマンド，視覚的にバランスを確認するには tebalance density コマンドを実行する。

```
teffects psmatch (adl_disc)(treatmentx age male ht dm stroke mi)
tebalance sum
tebalance density propensity_score
```

結果ウインドウに以下のように表示される。

```
. teffects psmatch (adl_disc) (treatmentx age male ht dm stroke mi)

Treatment-effects estimation              Number of obs    =     15,000
Estimator      : propensity-score matching  Matches: requested =        1
Outcome model  : matching                              min =        1
Treatment model: logit                                 max =      443
```

adl_disc	Coef.	AI Robust Std. Err.	z	P>|z|	[95% Conf. Interval]	
ATE						
treatmentx						
(1 vs 0)	1.55685	.0936101	16.63	0.000	1.373378	1.740323

teffects psmatch コマンドでは，各群の退院時 ADL スコアの平均は確認できないが，治療群の方が 1.6 点有意に高いことがわかり，psmatch2 コマンドの結果と一致する。

```
. tebalance sum
note: refitting the model using the generate() option

Covariate balance summary
                                      Raw        Matched
          Number of obs  =         15,000         30,000
          Treated obs    =          5,347         15,000
          Control obs    =          9,653         15,000
```

	Standardized differences		Variance ratio	
	Raw	Matched	Raw	Matched
age	1.352635	.0037728	.8674952	.966588
male	-.0044287	-.0229597	1.001938	1.009009
ht	.8309397	-.0015452	2.339746	.9981912
dm	.6738101	-.0021475	4.303933	.9954166
stroke	.5602772	.0062211	12.17223	1.022206
mi	.5799292	-.00227	5.607352	.9937634

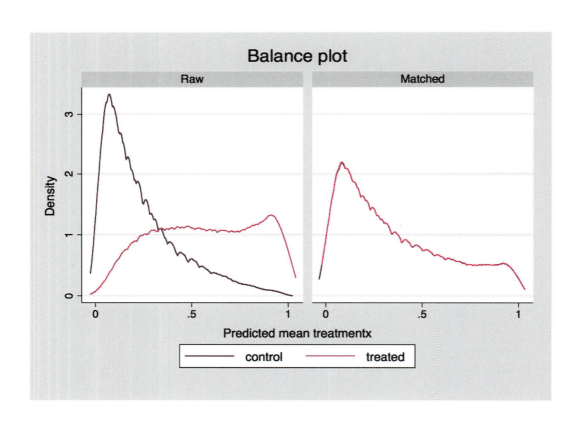

II 実践編

第5章 Rを用いた傾向スコア分析

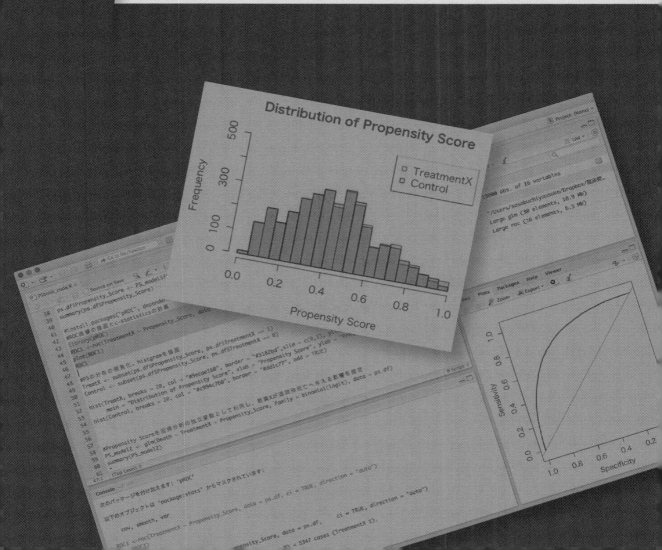

1 Rの概要

（1）Rとは

　Rとは，さまざまな統計解析やグラフィックスの作成を行えるプログラミング言語である。

　SPSSやStataやSASなどの市販の統計ソフトはどれも高価である。それらに対して，Rは無料で公開されている。また，Rはユーザーたちによって新しい統計パッケージが次々に開発・公開されるため，最新の統計手法をいち早く使えるといったメリットもある。

　Rは，文字表示のみを用いたCharacter User Interface（CUI）が基本であり，プログラムを手入力しなければならないため，初学者にはかなり取っつきにくい。

　しかし，RStudioという補助ツールを用いることにより，多くの操作をクリックで行うGraphical User Interface（GUI）を併用できる。RStudioも無料で公開されている。読者の皆様には，RとRStudioを両方ともダウンロードし，RStudioによるGUIの環境下でRを利用されることを強く推奨する。

（2）RとRStudioのダウンロード

　RはThe Comprehensive R Archive Network（CRAN）と呼ばれるWebサイトまたはそのミラーサイトから自由にダウンロードできる。R本体だけでなく，さまざまなパッケージもダウンロード可能である。

　以下のURLからCRANのミラーサイトを一覧できる。

　https://cran.r-project.org/mirrors.html

　日本国内のミラーサイトは2カ所（統計数理研究所と山形大学）ある。いずれかのミラーサイトを選んでいただきたい。

　OSはLinux，Windows，Macに対応している。ご自身のパソコンのOSに合わせて，Rをダウンロードし，インストールを実行する。

　RStudioは，以下のURLからダウンロードできる。

　https://www.rstudio.com

　こちらも自身のOSに合わせて，無料のデスクトップ版をダウンロードし，インストールを実行する。

（3）RStudioの操作画面

　Rがインストール済みの場合，Rを起動しなくても，RStudioを起動するだけでよい。RStudioを起動すると，次のような画面が立ち上がる。

1　Rの概要

① スクリプト・ウィンドウ

② コンソール

③ データ出力ウィンドウ

④ グラフ出力ウィンドウ

RStudio

Untitled1 ×

Console ~/

```
R は、自由なソフトウェアであり、...
一定の条件に従えば、自由にこれを再配布することができます。
配布条件の詳細に関しては、'license()' あるいは 'licence()' と入力してください。

R は多くの貢献者による共同プロジェクトです。
詳しくは 'contributors()' と入力してください。
また、R や R のパッケージを出版物で引用する際の形式については
'citation()' と入力してください。

'demo()' と入力すればデモをみることができます。
'help()' とすればオンラインヘルプが出ます。
'help.start()' で HTML ブラウザによるヘルプがみられます。
'q()' と入力すれば R を終了します。

[Workspace loaded from ~/.RData]

>
> |
```

Environment is empty

Files　Plots　Packages　Help　Viewer

Install　Update

Name	Description	Version
System Library		
abind	Combine multi-dimensional arrays	1.4-0
acepack	ACE and AVAS for Selecting Multiple Regression Transformations	1.4.1
ada	The R Package Ada for Stochastic Boosting	2.0-5
AER	Applied Econometrics with R	1.2-5
amap	Another Multidimensional Analysis Package	0.8-14
Amelia	A Program for Missing Data	1.7.4
aod	Analysis of Overdispersed Data	1.3
aplpack	Another Plot PACKage: stem.leaf, bagplot, faces, spin3R, plotsummary, plothulls, and some slider functions	1.3.0
arm	Data Analysis Using Regression and Multilevel/Hierarchical Models	1.9-3
arules	Mining Association Rules and Frequent Itemsets	1.5-4
arulesViz	Visualizing Association Rules and Frequent Itemsets	1.3-0
assertthat	Easy Pre and Post Assertions	0.2.0
backports	Reimplementations of Functions Introduced Since R-3.0.0	1.1.0

第5章

Rを用いた傾向スコア分析

データのインポート

ここから新規のスクリプトなどを作成する

・図表の拡大やエクスポートが可能
・図表の出力、パッケージのヘルプなどのルプなどの表示をタブで切り替える

スクリプトのうち実行する部分を選択して Run
選択されたスクリプトが実行される
何も選択しない場合カーソルのある行が実行される

実行結果はコンソールに表示される
Figure は右に出力される

```
38  ps.df$Propensity_Score <- PS_model$fitted.values
39  summary(ps.df$Propensity_Score)
40
41  #install.packages("pROC", dependencies = TRUE)
42  #ROC曲線の描画とその性能評価
43  library(pROC)
44  ROC1 <-roc(TreatmentX ~ Propensity_Score, data = ps.df, ci = TRUE, direction = "auto")
45  plot(ROC1)
46  ROC1
47
48  #PSの分布の視覚化。histgramを描画
49  TreatX <- subset(ps.df$Propensity_Score, ps.df$TreatmentX == 1)
50  Control <- subset(ps.df$Propensity_Score, ps.df$TreatmentX == 0)
51
52  hist(TreatX, breaks = 20, col = "#9ecae160", border = "#3182bd",xlim = c(0,1), ylim = c(0,2100),
53        main = "Distribution of Propensity Score", xlab = "Propensity Score", ylab = "Frequency")
54  hist(Control, breaks = 20, col = "#994c760", border = "#dd1c77", add = TRUE)
55
56
57  #Propensity Scoreを回帰分析の独立変数として
58  PS_model2 <- glm(Death ~ TreatmentX + Propi...
59  summary(PS_model2)
60
61  ""
```

```
次のパッケージを付け加えます: 'pROC'

以下のオブジェクトは 'package:stats' からマスクされています:

    cov, smooth, var

> ROC1 <-roc(TreatmentX ~ Propensity_Score, data = ps.df, ci = TRUE, direction = "auto")
> plot(ROC1)
> ROC1

Call:
roc.formula(formula = TreatmentX ~ Propensity_Score, data = ps.df, ci = TRUE, direction = "auto")

Data: Propensity_Score in 9653 controls (TreatmentX 0) < 5347 cases (TreatmentX 1).
Area under the curve: 0.8393
95% CI: 0.8329-0.8458 (DeLong)
```

Environment History

Global Environment

Data
ps.df   15000 obs. of 16 variables

Values
path   "/Users/sasabuchiyuusuke/Dropbox/臨床疫..."
PS_model   Large glm (30 elements, 10.9 Mb)
ROC1   Large roc (16 elements, 6.5 Mb)

① スクリプト・ウインドウ

スクリプトを作成・編集するウインドウである。スクリプトの一部を入力して Tab キーを押すと予測変換してくれるので便利である。スクリプトを実行するには,「Run」アイコンをクリックするか, Control + Enter を実行する。選択範囲, またはカーソルがある行のスクリプトが実行される。

② コンソール

スクリプトが実行される過程が表示される。実行結果もここに表示される。

③ データ出力ウインドウ

データや解析の実行結果などのオブジェクトが表示される。

データをクリックすると, 変数や値がスクリプト・ウインドウに表示される。

④ グラフ出力ウインドウ

グラフはこのウインドウに表示される。

また, タブで切り替えることにより, インストールされたパッケージやヘルプを表示できる。スクリプト・ウインドウで "help (関数名)" または "?? 関数名" と打ち込むことで, 関数のヘルプが表示される。

R では, さまざまな統計手法がパッケージとして公開されている。

スクリプト・ウインドウに以下のように入力することで, 特定のパッケージのインストールが可能である。

```
install.packages("パッケージ名",dependencies= TRUE)
```

dependencies= TRUE と入力することにより, そのパッケージと関連のあるパッケージも自動的にインストールしてくれる。

インストールしたパッケージを実際に R に読み込むために, 以下のように入力する。

```
library(パッケージ名)
または
require(パッケージ名)
```

2 データの読み込みと確認

（1）サンプル・データセット

Rによる傾向スコア分析の実践的な方法について解説しよう。

その前に，まずサンプル・データセットを読み込む。以下のURL（読者サポートページ）から，ファイル名"PSbook_data.csv"というデータセットをダウンロードする（P11参照）。

https://ssl.kanehara-shuppan.co.jp/support-top/pscore/

このデータセットは架空のある疾患で入院した15,000人のデータであり，1行が1入院の情報になっている。

主な変数の説明は以下の通りである。

id	患者id	Stroke	脳卒中の既往（1：あり，0：なし）
sex	性別（"女"，"男"）	MI	心筋梗塞の既往（1：あり，0：なし）
Age	入院時年齢	TreatmentX	治療薬Xの使用（1：あり，0：なし）
HT	高血圧（1：あり，0：なし）	sequela	退院時後遺症（1：あり，0：なし）
DM	糖尿病（1：あり，0：なし）	ADL_disc	退院時ADLスコア（0〜100の連続変数）

sex，Age，HT，DM，Stroke，MIが交絡因子，TreatmentXが治療の割り当て変数，sequelaとADL_discがアウトカムに相当する。

研究仮説は「ある疾患に対して治療薬Xを使用するとアウトカムが改善する」。

リサーチクエスチョンをPECOにまとめる。

P（patients）	ある疾患によって入院した患者
E（exposure）	治療薬Xを使用
C（control）	治療薬Xを使用しない
O（outcome）	退院時後遺症の有無，退院時ADLスコア

（2） データの読み込み

　"PSbook_data.csv" を読み込み，"ps.df" という名前のオブジェクトに代入する。

```
read.csv(file= "ファイルのパス",sep= "区切り文字",header= 一行目が
変数名か,fileEncoding= "文字コード")
```

　"ファイルのパス" とは，そのファイルを保存しているフォルダにたどりつくまでの経路を意味する。ファイルのパスをコピーして，上記のスクリプトに貼り付ける。コピーの方法は，Windows の場合は shift を押しながらファイルのアイコンを右クリックする。Mac の場合は右クリックした状態で option キーを押すとパス名をコピーという項目がメニューに出現する。Windows でパスをペーストした際に表示される「¥」は，「/」（スラッシュ）に書き換える必要がある。

　読み込むデータの形式が csv の場合は「sep= ","」と入力する。

　「header= 一行目が変数名か」について，読み込むデータセットの1行目が変数名なら「header= TRUE」，1行目からデータが始まるなら「header= FALSE」と入力する。

　「fileEncoding= "Shift-JIS"」を指定する。文字コードには Shift‐JIS の他に，UTF‐8 などがある。文字コードが正しくない場合，文字化けしてしまうことがあるので要注意である。

　具体的な記入例は以下の通り。"ファイルのパス" は適当なものに書き換えていただきたい。

```
ps.df <- read.csv(file="C:/DeskTop/PSbook_data.csv",
header= TRUE,sep= ",",fileEncoding= "Shift-JIS")
```

（3） データの確認

str() はデータセットにある変数を一覧表示する関数である。

以下のスクリプトを入力し実行する。

```
str(ps.df)
```

コンソールに以下のように表示される。

```
## 'data.frame':15000 obs. of 15 variables:
## $ id:int 1 2 3 4 5 6 7 8 9 10 ...
## $ name:Factor w/ 14960 levels "阿久津喜久男",..:8662 6964
9719 14005 2387 12402 11574 7271 4383 5088 ...
##$ furigana:Factor w/ 14777 levels "アイカワカツミ",..:4770
10257 2748 12205 14569 1666 9270 12781 6322 14281 ...
## $ sex:Factor w/ 2 levels "女","男":2 1 2 2 1 2 1 1 1 1 ...
## $ phone_number:int 497650238 858563703 295136729 284874607
234891619 682938536 781120638 77958578 189341968 790326154 ...
## $ Admday:Factor w/ 1368 levels "2010/10/1","2010/
10/10",..:906 1296 823 966 1227 1133 1073 635 835 780 ...
## $ Age:int 74 73 75 76 80 76 74 78 72 75 ...
## $ HT:int 0 1 0 0 0 0 0 0 0 0 ...
## $ DM:int 0 0 0 0 0 0 0 0 0 0 ...
## $ Stroke:int 0 0 0 0 0 0 0 0 0 0 ...
## $ MI:int 0 1 0 0 0 0 0 0 0 0 ...
## $ TreatmentX:int 0 0 0 0 0 0 0 0 0 1 ...
## $ sequela:int 0 1 0 0 0 0 0 0 0 0 ...
## $ LOS:int 23 24 24 24 26 23 21 25 21 21 ...
## $ ADL_disc:int 45 40 40 40 40 40 40 40 45 45 ...
```

ps.df は data.frame というデータ型であり，15,000行のデータと15の変数からなることがわかる。$ のついた行は，変数名を表示している。int は整数（integer）を示す。

3 傾向スコアの計算

3 傾向スコアの計算

（1）ロジスティック回帰による傾向スコアの計算

各患者が治療薬 X を受ける確率（傾向スコア）を計算する。

TreatmentX を従属変数，Age，sex，HT，DM，Stroke，MI の6つの変数を独立変数とするロジスティック回帰を行う。

glm() は，一般化線形モデル（ロジスティック回帰モデルや重回帰モデルなどの総称）を用いる際に利用する関数である。

オブジェクト名 <- glm(従属変数~独立変数,family= 従属変数の分布(link= リンク関数),data= データ)

分析結果をオブジェクトとして保存するため，任意のオブジェクト名を指定する。

独立変数を複数投入する場合は，各独立変数を「+」で繋ぐ。

「従属変数の分布」は，2値であれば binomial，正規分布する連続値であれば gaussian を指定する。「リンク関数」は，ロジスティック回帰の場合は logit を指定する。

治療薬 X を受ける確率（傾向スコア）を計算するロジスティック回帰モデルは以下のようになる。

```
PS_model <- glm(TreatmentX ~ Age+ sex+ HT+ DM+ Stroke+ MI,
family= binomial(link= "logit"),data= ps.df)
```

PS_model に "fitted.values" が格納される。これが傾向スコアに該当する。

以下のスクリプトを用いて，ps.df に Propensity_Score という変数名で保存する。

```
ps.df$Propensity_Score <- PS_model$fitted.values
```

第 5 章

R を用いた傾向スコア分析

109

（2）ROC 曲線

ROC 曲線を描画し，c 統計量（c-statistics）を計算する。

'pROC' パッケージの関数 roc() を利用する。

```
オブジェクト名<-roc(従属変数 ~ 独立変数,data=データ名,ci= TRUE)
plot(オブジェクト名)
```

「ci= TRUE」の ci は信頼区間（confidence interval）を意味する。

plot() 関数によって ROC 曲線が描画される。

以下のスクリプトを入力し実行する。

```
install.packages("pROC",dependencies= TRUE)
library(pROC)
ROC1 <- roc(TreatmentX ~ Propensity_Score,data= ps.df,ci= TRUE)
ROC1
```

コンソールに以下のように表示される。

```
## Call:
## roc.formula(formula= TreatmentX ~ Propensity_Score,data= ps.df
,ci= TRUE,direction= "auto")
## Data:Propensity_Score in 9653 controls(TreatmentX 0)< 5347 cas
es(TreatmentX 1).
## Area under the curve:0.8393
## 95% CI:0.8329-0.8458(DeLong)
```

c 統計量とその 95％信頼区間は 0.839（0.833-0.846）と計算された。

ROC 曲線を描画するには，以下を入力し実行する。

```
plot(ROC1)
```

以下のグラフが出力される。

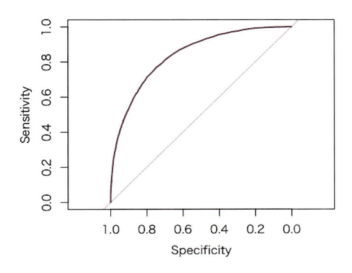

（3） 傾向スコアの分布の視覚化

ヒストグラムを描画する hist() 関数を用いる。基本の関数は以下の通りである。

```
hist(描画する変数,breaks= 分割数)
```

色の指定や x 軸，y 軸のタイトル，範囲，ヒストグラム全体のタイトルなどをオプションで指定できる。以下のスクリプトを実行して詳細を確認できる。

```
help(hist)
```

今回は，以下のスクリプトを入力し実行する。

```
TreatX <- subset(ps.df$Propensity_Score,ps.df$TreatmentX== 1)
Control <- subset(ps.df$Propensity_Score,ps.df$TreatmentX== 0)
hist(TreatX,breaks= 20,col= "#9ecae160",border= "#3182bd",
     xlim= c(0,1),ylim= c(0,2100),
     main= "Distribution of Propensity Score",
     xlab= "Propensity Score",ylab= "Frequency")
hist(Control,breaks= 20,col= "#c994c760",border= "#dd1c77",
     add= TRUE)
legend("topright",legend=c("TreatmentX","Control"),
       col=c("#3182bd","#dd1c77"),pch=22)
```

傾向スコアの分布が2群で重なりがあることが確認できる。

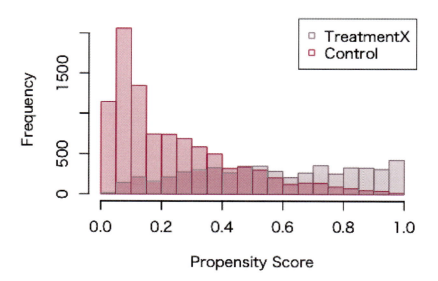

4 傾向スコアによる調整

第

4 傾向スコアによる調整

　傾向スコアを用いて治療効果を分析する方法には，傾向スコアによる調整，逆確率による重み付け，傾向スコア・マッチングなどがある。

　まず，R を用いた傾向スコアによる調整について解説する。治療薬 X のアウトカムに対する影響を推定する回帰分析を行う際，傾向スコアを独立変数の一つとして投入することで調整を行う。

　アウトカムには退院時後遺症の有無と退院時 ADL スコアがある。前者は 2 値変数，後者は連続変数である。

（1）ロジスティック回帰

　退院時後遺症（sequela）を従属変数とし，治療薬 X（TreatmentX）と傾向スコア（Propensity_Score）を独立変数とするロジスティック回帰を行う。

　以下のスクリプトを入力し実行する。

```
PS_model2 <- glm(sequela ~ TreatmentX+ Propensity_Score,
family= binomial(link= "logit"),data= ps.df)
summary(PS_model2)
```

第5章

R を用いた傾向スコア分析

113

コンソールに以下のような分析結果が表示される。

```
## Call:
## glm(formula= sequela ~ TreatmentX+ Propensity_Score,
family= binomial(link= "logit"),data= ps.df)
##
## Deviance Residuals:
## Min        1Q         Median      3Q          Max
## -0.5192    -0.4283    -0.4112     -0.3942     2.3954
## Coefficients:
##                     Estimate   Std. Error   z value    Pr(>|z|)
## (Intercept)        -2.48944    0.04901      -50.799    < 2e-16  ***
## TreatmentX         -0.34410    0.07734      -4.449     8.61e-06 ***
## Propensity_Score    0.55601    0.12861       4.323     1.54e-05 ***
## ---
## Signif. codes: 0 '***' 0.001 '**' 0.01 '*' 0.05 '.' 0.1 ' ' 1
##
## (Dispersion parameter for binomial family taken to be 1)
## Null deviance:8566.7 on 14999 degrees of freedom
## Residual deviance:8542.1 on 14997 degrees of freedom
```

Deviance Residualsは残差の分布を示す。

Coefficientsには，回帰係数の点推定値（Estimate），標準誤差（Std. Error），z統計量（z value），p値（Pr(>|z|)）が表示される。

ロジスティック回帰ではオッズ比の計算のために回帰係数を指数変換する必要がある。以下のスクリプトを入力し実行する。

```
result2 <- as.data.frame(cbind(exp(summary(PS_model2)$coefficient[,1]),
exp(confint(PS_model2)),summary(PS_model2)$coefficient[,4]))
names(result2)<- c("Odds ratio","lower 95%CI","upper 95%CI","P value")
result2
```

コンソールに以下の結果が出力される。

```
##                  Odds ratio   lower 95%CI   upper 95%CI   P value
##(Intercept)       0.08295614   0.07529583    0.09124479    0.000000e+00
##TreatmentX        0.70885461   0.60872539    0.82432302    8.609593e-06
##Propensity_Score  1.74369668   1.35403303    2.24184924    1.537885e-05
```

治療薬 X のオッズ比と95％信頼区間は0.71（0.61-0.82）である。

（2） 重回帰分析

退院時 ADL（ADL_disc）を従属変数とし，治療薬 X（TreatmentX）と傾向スコア（Propensity_Score）を独立変数とする重回帰分析を行う。

以下のスクリプトを入力し実行する。

```
PS_model3 <- glm(ADL_disc ~ TreatmentX+ Propensity_Score,
family= gaussian(link= "identity"),data= ps.df)
summary(PS_model3)
```

コンソールに以下のような分析結果が表示される。

```
## Call:
## glm(formula= ADL_disc ~ TreatmentX+ Propensity_Score,family= gaussi
an(link= "identity"),data= ps.df)
##
## Deviance Residuals:
## Min        1Q        Median       3Q         Max
## -9.9271   -1.7189    -0.0241      1.8971     11.4855
##
## Coefficients:
##                     Estimate    Std. Error    t value    Pr(>|t|)
## (Intercept)         48.78615    0.03521       1385.64    <2e-16 ***
## TreatmentX          1.47912     0.05517       26.81      <2e-16 ***
## Propensity_Score    -20.84273   0.09533       -218.63    <2e-16 ***
## ---
## Signif. codes: 0 '***' 0.001 '**' 0.01 '*' 0.05 '.' 0.1 ' ' 1
##
## (Dispersion parameter for gaussian family taken to be 7.005528)
##
## Null deviance:542502  on 14999  degrees of freedom
## Residual deviance:105062  on 14997  degrees of freedom
```

重回帰分析では回帰係数がそのまま治療効果に相当する。回帰係数の95％信頼区間を表示するために，以下のスクリプトを入力し実行する。

```
result3 <- as.data.frame(cbind(summary(PS_model3)$coefficients[,1],
confint(PS_model3),summary(PS_model3)$coefficients[,4]))
names(result3)<- c("estimates","lower 95%CI","upper 95%CI","P value")
result3
```

コンソールに以下のような結果が表示される。

```
##                     estimates    lower 95%CI    upper 95%CI    P value
##(Intercept)          48.78614      48.717141      48.855156     0.000000e+00
##TreatmentX           1.479124       1.371002       1.587246     9.96427e-155
##Propensity_Score    -20.842735    -21.029582     -20.655887    0.00000e+00
```

治療薬 X は退院時 ADL スコアを1.5点（1.4-1.6点）改善する。

5 逆確率による重み付け

（1） 重み付け係数の計算

重み付け係数（weight）の算出方法は，ATT，ATE，stabilized ATE でそれぞれ異なる。

それぞれについて，以下のスクリプトを入力し実行する。

＊ ATE のための重み付け係数

```
ps.df$weight_ATE <- with(ps.df,ifelse(TreatmentX== 1,
1/Propensity_Score,1/(1-Propensity_Score)))
```

＊ ATT のための重み付け係数

```
ps.df$weight_ATT <- with(ps.df,ifelse(TreatmentX== 1,1,
Propensity_Score/(1-Propensity_Score)))
```

＊ stabilized ATE のための重み付け係数

```
ps.df$prop_allocation <- mean(ps.df$TreatmentX)
ps.df$coef_ATE <- ifelse(ps.df$TreatmentX== 1,
ps.df$prop_allocation,1-ps.df$prop_allocation)
ps.df$stabilized_weight_ATE <- ps.df$weight_ATE * ps.df$coef_ATE
```

（2）重み付け前後のバランスの確認

　　TreatmentX の使用あり（1），使用なし（0）の群間で，Age, sex, HT, DM, Stroke, MI の分布を比較しよう。

　　パッケージ'tableone'の CreateTableOne() 関数を用いる。

　　基本となるスクリプトは以下の通り。

```
CreateTableOne(vars= c(比較する変数),strata=(割り当て変数),
data= データ,factorVars= c(カテゴリー変数))
```

　　CreateTableOne の結果を print() 関数に代入することで，表を作成できる。

　　詳細は help(CreateTableOne) により確認できる。

　　以下のスクリプトを入力し実行する。

```
install.packages("tableone",dependencies= TRUE)
library(tableone)
tableone_crude <- CreateTableOne(
                vars= c("Age","sex","HT","DM","Stroke","MI"),
                strata= "TreatmentX",data= ps.df,
                factorVars= c("sex","HT","DM","Stroke","MI"))
print(tableone_crude,smd= TRUE,test= FALSE)
```

　　コンソールに以下のような結果が表示される。

```
##   Stratified by TreatmentX
##                      0             1             SMD
##   n                  9653          5347
##   Age(mean(sd))      72.59(5.18)   79.35(4.82)   1.353
##   sex= 男(%)         5825(60.3)    3215(60.1)    0.004
##   HT= 1(%)           1170(12.1)    2522(47.2)    0.831
##   DM= 1(%)           487( 5.0)     1554(29.1)    0.674
##   Stroke= 1(%)       110( 1.1)     877(16.4)     0.560
##   MI= 1(%)           298( 3.1)     1140(21.3)    0.580
```

SMD は standardized mean difference であり，SMD ＜０.１のときは両群の変数の分布に差が少ない，すなわちバランスが取れている。

重み付け係数をかけたデータの作成はパッケージ 'survey' の svydesign() 関数を用いる。

以下のスクリプトを入力し実行する。

```
install.packages("survey",dependencies= TRUE)
library(survey)
ps_weighted <- svydesign(ids= ~ 1,data= ps.df,
            weights= ~ weight_ATE)
```

重み付けデータでのバランス確認には，svyCreateTableOne() 関数を用いる。

以下のスクリプトを入力し実行する。

```
tableone_weighted <- svyCreateTableOne(
        vars= c("Age","sex","HT","DM","Stroke","MI"),
        strata= "TreatmentX",
        data= ps_weighted,
        factorVars= c("sex","HT","DM","Stroke","MI"))
print(tableone_weighted,smd= TRUE,test= FALSE)
```

コンソールに以下のような結果が表示される。

```
##   Stratified by TreatmentX
##                      0              1              SMD
##   n                  15522.46       14122.92
##   Age(mean(sd))      75.48(6.48)    75.69(5.47)    0.036
##   sex= 男(%)         9219.3(59.4)   8396.3(59.5)   0.001
##   HT= 1(%)           4292.9(27.7)   3809.2(27.0)   0.015
##   DM= 1(%)           2424.4(15.6)   2073.5(14.7)   0.026
##   Stroke= 1(%)       1307.0( 8.4)   993.2( 7.0)    0.052
##   MI= 1(%)           1769.2(11.4)   1467.6(10.4)   0.032
```

重み付け後，両群間ですべての変数のバランスが取れていることが確認できた。

119

（3）治療効果の推定

以下のスクリプトを入力し，'lmtest'と'sandwich'のパッケージを読み込む。
'sandwich'パッケージは，robust 分散を計算するために用いる。

```
install.packages("lmtest",dependencies= TRUE)
library(lmtest)
install.packages("sandwich",dependencies= TRUE)
library(sandwich)
```

治療薬 X（TreatmentX）の退院時後遺症（sequela）に対する効果を推定する。
以下のスクリプトを入力し実行する。

```
iptw_model <- glm(sequela ~ TreatmentX,
          family= binomial(link= "logit"),
          weights= weight_ATE,data= ps.df)
rob_result <- coeftest(iptw_model,vcov= sandwich)
effect <- c(exp(c(rob_result[2],
                rob_result[2] - 1.96*rob_result[4],
                rob_result[2]+ 1.96*rob_result[4])),
                rob_result[8])
names(effect)<- c("治療効果"," lower 95%CI "," upper 95%CI ","P値")
effect
```

コンソールに以下のような結果が表示される。

```
## 治療効果         lower 95%CI      upper 95%CI      P値
## 6.711194e-01   5.521882e-01    8.156663e-01    6.140711e-05
```

治療薬 X のオッズ比と 95％信頼区間は 0.67（0.55-0.82），p＜0.001 であると推計
された。

次に，治療薬 X の退院時 ADL（ADL_disc）に対する効果を推定する。
以下のスクリプトを入力し実行する。

```
iptw_model2 <- glm(ADL_disc ~ TreatmentX,
          family= gaussian(link= "identity"),
          weights= weight_ATE,data= ps.df)
rob_result2 <- coeftest(iptw_model2,vcov= sandwich)
effect2 <- c(rob_result2[2],
            rob_result2[2] - 1.96*rob_result2[4],
            rob_result2[2]+ 1.96*rob_result2[4],
            rob_result2[8])
names(effect2)<- c("治療効果","lower 95%CI","upper 95%CI","P値")
effect2
```

コンソールに以下のような結果が表示される。

```
##   治療効果          lower 95%CI      upper 95%CI       P値
##   1.509876e+00     7.815383e-01     2.238213e+00      4.841141e-05
```

TreatmentX は，退院時 ADL スコアを1.5（95％信頼区間：0.78–2.2）改善する効
果がある。

6 傾向スコア・マッチング

（1）マッチングの実行

傾向スコア・マッチングには，'Matching'パッケージのMatch()関数を利用する。基本のスクリプトは以下の通り。

Match(Tr= 治療の割り当て変数,X= 傾向スコア,M= n(マッチする人数),caliper= 許容する閾値,replace= 復元抽出または非復元抽出)

ここでは，治療の割り当て変数はTreatmentX，傾向スコアはPropensity_Scoreが相当する。

1:1マッチングの場合はM=1，1:4マッチングの場合はM=4を指定する。

ここでは，caliper= 0.2と指定する。Propensity_Scoreの標準偏差の0.2倍がcaliperに指定される。

replace= TRUEと指定すると復元抽出，replace= FALSEと指定すると非復元抽出が実行される。

Match()関数は，マッチされた患者のidのリストを作成する。このリストを利用して，傾向スコア・マッチング後の2群を含むデータセットを作成する。

以下のスクリプトを入力し実行する。

```
install.packages("Matching",dependencies= TRUE)
library(Matching)
set.seed(123)#再現性確保のため,乱数を指定しておく
match_result <- Match(Tr= ps.df$TreatmentX,
X= ps.df$Propensity_Score,M= 1,caliper= 0.2,replace= FALSE)
ps.df_matched <- rbind(ps.df[match_result$index.treated,],
ps.df[match_result$index.control,])
```

（2）マッチング後のバランスの確認

マッチされた2群間で傾向スコアの分布がほぼ等しいことを確認する。
以下のスクリプトを入力し実行する。

```
TreatX_match <- subset(ps.df_matched$Propensity_Score,
                       ps.df_matched$TreatmentX== 1)
Control_match <- subset(ps.df_matched$Propensity_Score,
                        ps.df_matched$TreatmentX== 0)

hist(TreatX_match,breaks= 20,col= "#9ecae160",border= "#3182bd",
     xlim= c(0,1),ylim= c(0,500),
     main= "Distribution of Propensity Score",
     xlab= "Propensity Score",ylab= "Frequency")
hist(Control_match,breaks= 20,col= "#c994c760",border= "#dd1c77",
     add= TRUE)
legend("topright",legend=c("TreatmentX","Control"),
       col=c("#3182bd","#dd1c77"),pch=22)
```

以下のようなグラフが出力される。傾向スコアの分布が2群間でほぼ重なっていることが視覚的に明らかにされる。

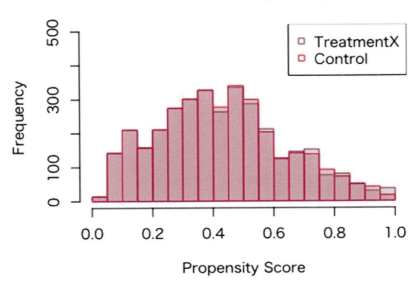

次に，マッチされた2群間で変数分布を比較する。

CreateTableOne()関数を用いて，SMD（standardized mean difference）＜0.1であることを確認する。

以下のスクリプトを入力し実行する。

```
tableone_matched <- CreateTableOne(
        vars= c("Age","sex","HT","DM","Stroke","MI"),
        strata= "TreatmentX",data= ps.df_matched,
        factorVars= c("sex","HT","DM","Stroke","MI"),test= FALSE)
print(tableone_matched,smd= TRUE)
```

コンソールに以下のような結果が表示される。

```
## Stratified by TreatmentX
##                          0             1             SMD
## n                        3431          3431
## Age(mean(sd))            77.05(3.79)   77.07(3.89)   0.005
## sex= 男(%)               2060(60.0)    2060(60.0)    <0.001
## HT= 1(%)                 989(28.8)     1002(29.2)    0.008
## DM= 1(%)                 439(12.8)     473(13.8)     0.029
## Stroke= 1(%)             110( 3.2)     132( 3.8)     0.035
## MI= 1(%)                 276( 8.0)     317( 9.2)     0.043
```

すべての独立変数についてSMD＜0.1となっている。TreatmentX=0とTreatmentX=1の群間で変数の分布は均一，すなわちバランスが取れている。

124

6 傾向スコア・マッチング

（3） 治療効果の推定

以下のスクリプトを入力し実行する。

```
tableone_result_matched <- CreateTableOne(
                vars= c("sequela","ADL_disc"),
                strata= "TreatmentX",data= ps.df_matched,
                factorVars= "sequela",test= TRUE)
print(tableone_result_matched)
```

コンソールに以下のような結果が表示される。

```
##    Stratified by TreatmentX
##                          0              1              p
##    n                     3431           3431
##    sequela= 1(%)         328(9.6)       233(6.8)       <0.001
##    ADL_disc(mean(sd))    39.90(4.34)    41.34(4.44)    <0.001
```

退院時後遺症は，治療薬 X を使用しなかった場合は9.6％，使用した場合は6.8％であり，退院時 ADL スコアは，治療薬 X を使用しなかった場合は平均39.9，使用した場合は41.3である。

治療薬 X を使用した場合，しなかった場合と比較して，統計学的に有意に退院時後遺症が少なくなり，退院時 ADL が高くなることがわかった。

第5章

R を用いた傾向スコア分析

[著者紹介]

康永 秀生	東京大学大学院医学系研究科公共健康医学専攻臨床疫学・経済学教授
笹渕 裕介	自治医科大学データサイエンスセンター講師
道端 伸明	東京大学大学院医学系研究科ヘルスサービスリサーチ講座特任助教
山名 隼人	東京大学大学院医学系研究科ヘルスサービスリサーチ講座特任助教

できる！ 傾向スコア分析
SPSS・Stata・Rを用いた必勝マニュアル

2018年6月25日　第1版第1刷発行
2022年1月10日　　　　　第3刷発行

著　者　康永　秀生　笹渕　裕介
　　　　やすなが ひでお　ささぶち ゆうすけ
　　　　道端　伸明　山名　隼人
　　　　みちはた のぶあき　やまな はやと

発行者　福村　直樹

発行所　金原出版株式会社
　　　　〒113-0034 東京都文京区湯島2-31-14
　　　　電話　編集　(03)3811-7162
　　　　　　　営業　(03)3811-7184
　　　　FAX　　　　(03)3813-0288　　　　　　©2018
　　　　振替口座　00120-4-151494　　　　　　検印省略
　　　　http://www.kanehara-shuppan.co.jp/　Printed in Japan

ISBN 978-4-307-00484-8　　　　　印刷・製本／シナノ印刷
　　　　　　　　　　　　　　　デザイン／近藤久博(近藤企画)

JCOPY <出版者著作権管理機構 委託出版物>
本書の無断複製は著作権法上での例外を除き禁じられています。複製される場合は，そのつど事前に，出版者著作権管理機構（電話 03-5244-5088, FAX 03-5244-5089, e-mail：info@jcopy.or.jp）の許諾を得てください。

小社は捺印または貼付紙をもって定価を変更致しません。
乱丁，落丁のものはお買い上げ書店または小社にてお取り替え致します。

WEBアンケートにご協力ください
読者アンケート(所要時間約3分)にご協力いただいた方の中から抽選で毎月10名の方に図書カード1,000円分を贈呈いたします。
アンケート回答はこちらから ➡
https://forms.gle/U6Pa7JzJGfrvaDof8

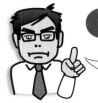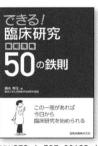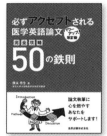